Guidelines for a Psychopathy Treatment Program

サイコパシー治療処遇プログラムのためのガイドライン

Stephen C.P.Wong,Ph.D. & Robert D.Hare,Ph.D. 著
西村由貴 M.D.,Ph.D. 訳

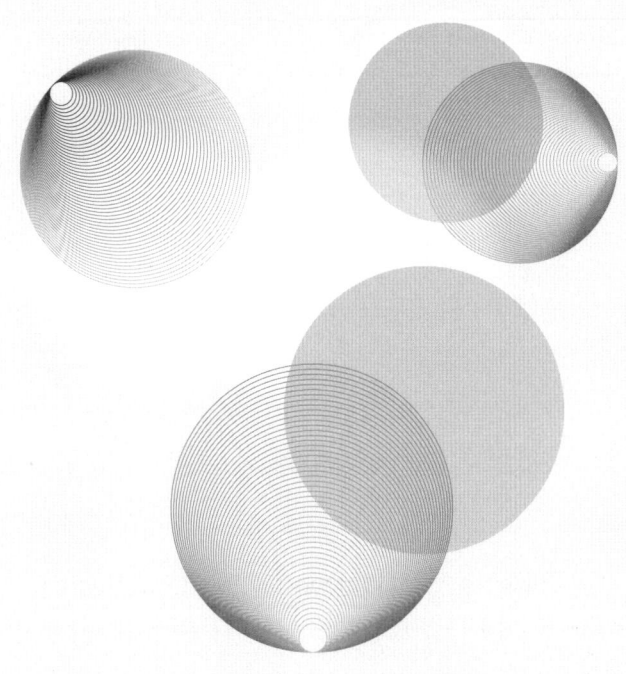

金子書房

For **Guidelines for a Psychopathy Treatment Program**

Copyright©1998-2005 Multi-Health Systems Inc.International copyright in all countries under the Berne Convention,Bilateral and Universal Copyright Conventions.All rights reserved.Not to be translated or reproduced in whole or in part,stored in a retrieval system,or transmitted in any form or by any means,photocopying,mechanical,electronic,recording or otherwise,without prior permission in writing from Multi-Health Systems Inc.Applications for written permission should be directed in writing to Multi-Health Systems Inc.at 3770 Victoria Park Avenue,Toronto,Ontario M2H 3M6,Canada.Japanese edition translated,adapted and published by Kaneko Shobo Co.Ltd.Publisher under license from Multi-Health Systems Inc.

日本語版への著者からの序文

　サイコパシーとは，対人面，感情面，生活様式面，反社会的特性と行動面により規定される1つのパーソナリティ障害である。

　この数十年間で，サイコパシーに関する基礎および応用研究が劇的に増えてきており，これは『サイコパシーチェックリスト改訂版』（PCL-R）とその関連製品によるところが大きい。これらは信頼できる評価手法であり，その妥当性も検証されている。こうした研究の多くは北米およびヨーロッパで行われてきたが，PCL-Rの日本語・韓国語・中国語への翻訳がアジア諸国でのサイコパシーへの関心を広めるのに役立っている。

　この第一歩は，西村由貴氏による日本語版であった。彼女は，Adelle Forthとわたくしとともに，2005年3月肥前精神医療センターにて，最初の4日間のトレーニングワークショップを行った。

　日本では，世界どこでもそうであるように，サイコパシーの犯罪者および患者（彼らの多くが犯罪と暴力行為について慢性的高リスクを示している）の治療可能性が主たる問題となっていた。残念ながら，こうした人々を治療処遇し管理する最善の方法に関する優れた比較対象研究も実証的研究もごくわずかしか存在していない。しかし，入手できるエビデンスから，従来の発話志向プログラムや感情を基本にしたプログラムは，有効性がなさそうであることが示されている。これは，何も効果がないということではない。ただたんに，サイコパシーの犯罪者のパーソナリティ様式と行動様式が現在の手法とプログラムでは修正し難いということなのである。それが故に，Stephen Wong博士とわたくしはサイコパシー治療処遇と管理プログラムの開発と実施・評価のためのガイドラインを作成したのである。

　このガイドラインは，北米とヨーロッパにおけるいくつかの司法領域に有効性を発揮しており，わたくしどもは西村氏がこれを日本語に翻訳されたことをこころより喜んでいる。

　わたくしどもは，本ガイドラインが，日本におけるサイコパシーの犯罪者や

患者を扱わねばならない研究者や臨床家の少しでもお役に立てれば幸いである。

 2008 年 6 月 7 日

Robert D. Hare, Ph.D.
Vancouver, Canada

著者序文

　サイコパスは治療不可能である，いくつかの治療処遇は悪化させることがある，おそらく去勢が実際的管理上唯一の選択肢である，というのがこれまでの常識である。サイコパスが大変治療困難であるという見解は経験的・逸話的に支持されている一方，それぞれが，まさに「治療処遇」したいと思うことが混乱して問題がぼやけている。概して心理的問題に対する本来の治療処遇目標は，個人的な痛み・不快・苦悩の軽減にある。多くの犯罪者で，反社会的行動や犯罪行動も一連の心理学的問題と関連している。反社会的行動や犯罪行動に関連した認知・態度・その他の要因を変更することで犯罪者と社会の間の葛藤を減らすことが目標である。サイコパシー犯罪者にとって，彼らの反社会的行動と犯罪行動が，堅固に守られた（異常な）パーソナリティ構造と関連しているというエビデンスをかんがみると，問題はもっと複雑で，対応が難しい。彼らの治療処遇は，彼らの行動を社会規範や社会の期待に調和する状態にするよう合わさせるべきである。そうするための手法を，適切な犯罪者の治療が再犯性リスクを縮小できるという最近のエビデンスやサイコパシーの本質に関する広範な文献を統合して引き出す。

　犯罪者一般に関する大量のメタ分析研究は，「何も効かない」という悲観主義を「効果のあること」という原則と議題に置き換えるべきであると指摘している。サイコパシー犯罪者は治療者に絶えず問題を引き起こすのだが，適切な治療処遇と管理戦略を開発しようとする試みをし尽くさずして直感的に治療不可能と決めつけるのは非科学的で，危険である。新たな評価テクノロジー，治療処遇の伝達と犯罪者管理の新手法は，絶えず発展しつづけている。今日極度に屈折しているとされることが，新たな見通しやアプローチが開発され承認されると，変わるかもしれない。

　「何も効かない」というマントラを漸次終了し，「効果のあること」原則をサイコパスとその他のパーソナリティ障害者の治療処遇にまで拡大するのは合理的で時宜をえているといえよう。主としてサイコパシーを評価する確実で信頼

できるツールの開発のおかげで，この20年間にわたり障害の評価と理解は急速に科学的進歩を遂げている。『サイコパシー治療処遇プログラムのためのガイドライン』は暴力行為を伴うサイコパスの治療処遇向けの施設ベースの実験的プログラムとみなすことができよう。これは，われわれがサイコパシーについてわかっていることや「効果のあること」文献と矛盾がない。ガイドラインの効能は実証されていないが，有効である見込みは十分あるとわれわれは考えている。それは，十分な基礎のある一連の論理的・経験的エビデンスから引き出されており，実験できるものである。サイコパスに取り組む臨床家は，全体的悲観主義を，健全な現実主義をちらつかせた広い心とおそらく一部用心深い楽観主義に置き換えようとするかもしれない。サイコパスのパーソナリティの徹底的転換を治療処遇目的として期待していない。しかし暴力行為を伴うサイコパスに対して，暴力行為の可能性を縮小することは，無分別な治療処遇目的とはみなされないだろう。本ガイドラインは，こうした見解と警告を考えて書かれている。

　本ガイドラインは，暴力行為を伴うサイコパスの治療処遇向けの全般的な概念構成を示そうとするものである。それには，われわれがそうしたプログラムに組み込むべきと考えるプログラムの細部が付随している。プログラムの説明は，プログラムがもたらすことの合理的意味を読者に伝えるのに役立つ。見かけ上，プログラムの毎日の運用の詳細，職員の採用と訓練，治療処遇プログラムの生態学の管理など，これらすべてに非常に広い補償範囲が必要である。例えば，本ガイドラインの実施には，保安体制，治療処遇・支援・保護職員のタイプ・数・役割，必要な組織構造などといったプログラムが位置している生態系を慎重に検討する必要がある。その上，プログラムが用いられる正確な文脈を知らずにその必要条件を詳細に記すことは，あまり役に立たないだろう。臨床家は，臨床的・実際的に実行性のあるサイコパス向け治療処遇プログラムを組み合わせた１つの構造として本ガイドラインを用いてほしい。主著者とその同僚 Audrey Gordon は，そうしたプログラムを開発しており，「暴力行為縮小プログラム」（VRP；Wong & Gordon, 2001, 2004c）と呼ばれている。

　いつの日か，サイコパスの治療処遇／管理に関する悲観主義が，もっともな楽観主義に置き換わるだろう，とりわけ障害発症早期からの介入のために。

献　辞

私どもは，教育の重要性を教えてくださった両親，私どもを教育してくださった恩師，同僚，学生，家族，友人，患者の皆様に本稿を捧げます。

ステファン・ウォン

ロバート・ヘア

謝　辞

私どもは，初校にご意見を賜った，Henry Richards, Audrey Gordon, Mark Olver, および編集補助と校正に多大なる貢献をいただいた Elizabeth Liber, Treena Witte, Kylie Neufeld に心より御礼申しあげます。

出版社の序文

　私どもは，(一般にサイコパスと呼ばれる) サイコパシー面が高い者向けに考案された『サイコパシー治療処遇プログラムのためのガイドライン』を謹んで紹介いたします。慣例的介入や管理業務ではサイコパスの治療処遇が難しいことは周知のとおりです。サイコパシー治療処遇プログラムへのアプローチがいくつか試されています。残念ながら，そうしたプログラムに参加した犯罪者集団は，治療処遇されていない犯罪者より再犯率が高くなっていました。解決法は，サイコパスを治療処遇不可能として追放するのではなく，他人の体験から学習させることです。そうした研究結果と著者らの臨床経験が，こうしたガイドラインを形作るのに重要な役割を演じています。

　このガイドラインは，リスク－要求－反応性原則といったサイコパスを治療処遇するための著者らの理論的アプローチの概要を示しています。たいていの犯罪者プログラムと異なり，このガイドラインでとりあげる「超理論的変化モデル」と「3相型治療処遇の伝達モデル」では，意欲のない犯罪者向けの順応と動機づけの相が含まれているので，治療処遇を始める前に参加者が意欲的である必要がありません。その他の相は，彼らの再犯サイクルからの脱出，再発防止に役立ちます。経験的エビデンスにもとづいた総合ガイドラインの提案は，サイコパシー治療処遇プログラムの概念化と開発の際，プログラム計画者のお役に立つためです。

　『サイコパシー治療処遇プログラムのためのガイドライン』では，2名の著名なサイコパシーの専門家からの直伝の知識を用いています。Stephen Wong博士は，サスカチュワン州サスカトゥーン市立精神医療センターで20余年にわたり暴力行為を伴う犯罪者とサイコパスの治療処遇にかかわってこられました。彼は，国際的に治療処遇プログラムへの助言と評価を行い，その業績に対して数多の表彰を受けています。Robert Hare博士は，サイコパシーの分野で広く知られた専門家です。彼には評価法の著書が何冊かあります。『サイコパシーチェックリスト改訂版』，『サイコパシーチェックリスト：スクリーニング

版』(Stephen Hart と David Cox と共著),『サイコパシーチェックリスト：青少年版』(Adelle Forth と David Kosson と共著),『反社会性プロセススクリーニング法』(Paul Frick と共著)。Hare 博士は, サイコパスに関する彼の業績に対して世界中の組織に認められて数多の表彰を受けています。サイコパスと彼らの治療処遇に関する著者らの膨大な知識は, サイコパスの治療処遇のために役立つ実践的ガイドラインを作るのに用いられています。

　私は, 本ガイドラインの開発にかかわっていただいた Aaron Ceballos, Toni Hemmati, Edan Tasca, Sarah Shantz, Charlene Colella, Andrew Block と Jeanete Bartosik に深謝いたします。

　私どもは, あなたの本ガイドラインを用いた経験についてお聞きしたいと思っております。研究に関する情報を r&d@mhs.com までお寄せください。さらにすばらしい私どもの製品についてお知りになりたい方は www.mhs.com のウェブサイトをご覧ください。

Steven J. Stein, Ph.D.
MHS
ceo@mhs.com

著者紹介

ステファン, C. P. ウォン博士

　ステファン・ウォン (Stephaen C. P. Wong) 博士は，カナダ矯正局最重警備司法精神科施設である市立精神医療センターの研究部長である。またサスカチュワン大学心理学科の非常勤教授でもある。20余年にわたり，彼は暴力行為を伴う犯罪者やサイコパスの評価と治療処遇に関して研究と臨床医療を支援してきた。

　ウォン博士は，諸外国の刑事司法組織の相談を受けている。彼は，英国内務省が危険でパーソナリティに障害のある人々向けの治療処遇プログラムの開発と評価に関して助言を行うために設立した「危険で重大なパーソナリティ障害プログラムの諮問委員団」の一員である。彼は，サイコパシー犯罪者向けの新たな治療処遇プログラムを開発するため英国刑務所が設立した諮問調査団の一員であった。ウォン博士は，英国内の数多くの保安病院や刑務所が「暴力行為縮小プログラム」を実施する手助けもしている。彼は，オーストラリア，カナダ，ニュージーランド，スウェーデン，スコットランド，米国における矯正医療のための訓練を行ったり，相談を受けたりしている。

　ウォン博士は，カナダ心理学会の評議員である。彼は，「矯正局模範医療賞」，「ゴールデンジュビレー賞」，優秀なる専門業務を認められて「カナダ連合125周年記念賞」を授与されている。

ロバート, D. ヘア博士

　ロバート, D. ヘア (Robert D. Hare) はブリティッシュコロンビア大学心理学の名誉教授であり，彼はここでおよそ35年間教育と研究に携わってきた。また法医学研究とコンサルティングを行うDarkstone研究グループ有限会社の社長でもある。彼は学問的経歴のほとんどをサイコパシー，その性質，評価，

精神保健と刑事司法面に影響を及ぼす研究に投じた。彼は，サイコパシーに関する何冊かの本や，学術論文を数多く執筆し，『サイコパシーチェックリスト改訂版第2版』（PCL-R）とその関連尺度『サイコパシーチェックリスト：スクリーニング版』（PCL：SV），『サイコパシーチェックリスト：青少年版』（PCL：YV），『サイコパシー SCAN』（P-SCAN），『反社会性プロセススクリーニング法』（APSD）の共同開発者でもある。

　ヘア博士は，FBI や RCMP といった法執行機関の相談にのっており，現在は新しい「FBI 子どもの誘拐と連続殺人捜査情報供給センター」（CASMIRC）の諮問会議の委員に任命されている。彼は，またサイコパシーの犯罪者の治療のための新たなプログラムの開発のために英国刑務所により設立された諮問調査団の一員でもあった。彼の現在のサイコパシーに関する研究には，評定問題，発達要因，神経生物学的相関，再犯と暴力行為に対するリスクといったものがある。

　さらにヘア博士は，精神保健と刑事司法システムの分野での PCL-R の使用に関する，またサイコパシーに関する大規模な講演を行っている。最近受けた賞として，スペインで「ソフィア女王センター」の銀賞，卓越した心理学の応用研究に贈られる「カナダ心理学会賞」，法心理学の分野への卓越した応用研究に贈られる「アメリカ法心理学会賞」，司法精神医学と精神科法律学への顕著な貢献のためにアメリカ精神医学会と，アメリカ精神医学と法律学会により贈られた「アイザック・レイ賞」，コミュニケーション分野での活躍に贈られる矯正健康管理全国委員会からの「B. ジェイエ・アンノ賞」がある。現在，国際捜査分析協会の会員である。

訳者序文

　このたび，本書の日本語版をようやく出版することができる運びとなった。2005年3月肥前精神医療センターで日本人向けに初めて「HARE PCL-R トレーニング・ワークショップ」を開催した当時より，本書の日本語版の出版を強く望まれていただけに，その喜びもひとしおである。

　そもそも日本に PCL-R を紹介することができたのも，司法病棟の開設と医療観察法の実施という日本にとっては画期的変化が精神科医療にもたらされたことによるところが大きい。『HARE PCL-R 第2版日本語版』出版の当時より，司法精神科という分野が日本で初めて正式に認められたわけであるから，経験も知識も不十分ななかで，トレーニング・ワークショップで，再犯性・暴力性と相関性の高いヘアのサイコパシー概念を身につけておこうという動きはでたが，実際の治療処遇は全く手探りの状態であった。臨床実務に臨む人々は試行錯誤を迫られていたと思う。ただし，当初 PCL-R のサイコパシーに相当するような患者は医療観察法の対象にならないことが想定されていたのが，担当者の救いであった。現在，司法病棟開設後数年を経て，現場の声を伺うと，やはり「なぜこの人が医療観察法の対象として回されてきたのか」と治療処遇に苦慮する事例が出てきていることを耳にする。このため，そういう事態の想定もなければ，自分たちが暴力被害にあうことも想定されていなかった。矯正場面では，「性犯罪累犯者」のための治療処遇プログラムを独自開発されたようである。医療刑務所現場では，臨床尺度もあわせて評価するなどの声も聞かれているが，やはり「適当」に評価して釈放する，その後の追跡は行っていないというのが実情のようである。

　多忙によりサイコパシーの評価が行えないという臨床実務家らの声を聞くが，本書により治療処遇の新たな考え方・刺激を受け，みなさんのお役に立てることを願っている。さらに，こういった治療処遇が必要になる人々を改めて認識するためにも，サイコパシー概念をきちんと身につけていただきたいと思っている。

本書の訳出にあたり多大なるご尽力をいただいた，金子書房　保坂健治様，渡邊一久様，本書の出版を即座に喜んでくれた Hare 博士，Wong 博士ほか皆様にこの場をかりて深謝いたします．

　　2008年7月2日

西村　由貴 M.D., Ph.D.

目　次

　　日本語版への著者からの序文　　i
　　著者序文　　iii
　　献辞／謝辞　　v
　　出版社の序文　　vi
　　著者紹介　　viii
　　訳者序文　　x

第1章　はじめに……………………………………………………1
　サイコパス向けの有効なプログラムの必要性　　4
　　サイコパスの評価　　6
　　治療でサイコパスは悪化しうるか？　　7
　サイコパスの効果的治療処遇のためのモデルの提案　　9
　　リスク，要求，反応性　　10
　　プログラムの統一性の保持　　12
　　プログラムと施設／地域社会環境全体との優れた適合を保証すること　　12
　警告的所見　　14
　このガイドラインの内容　　14

第2章　理論的方向性……………………………………………16
　サイコパシー性パーソナリティ　　16
　治療処遇アプローチと原理　　19
　　治療処遇としての道徳理論：サイコパスに役立つのか？　　19
　　認知行動学的アプローチ　　21
　　社会情報処理モデル　　24
　　再発防止アプローチ　　29
　サイコパスのリスク，要求，反応性特性　　32
　　リスク特性　　32
　　要求特性　　35
　　反応性特性　　39

スキルと戦略　43

第3章　プログラムの内容　　　　　　　　　　　　　　　　　　　　45

　治療処遇目標と介入法　45
　　反社会的態度や行動の社会支援と仲間の支援　49
　　機能的でない態度・行動および暴力行為との関連性　51
　　機能的でない情動と情動コントロールの欠如　54
　　自分の行動の責任をとれないこと　57
　　物質乱用　57
　　作業倫理，雇用条件にかなったスキル，適切な余暇活動などの欠如　60
　　地域社会における反社会的仲間，ネットワーク，サブカルチャー　61
　　幼児虐待被害者向け任意の治療処遇　64
　ま と め　65

第4章　プログラムの伝達　　　　　　　　　　　　　　　　　　　　67

　治療処遇の容易さと変化の概念化　67
　治療処遇の進歩とリスクの減少の測定　69
　　前 熟 考 期　71
　　熟　考　期　72
　　準　備　期　72
　　実　行　期　72
　　維　持　期　73
　治療処遇の伝達の構築　74
　　第1相：鏡をのぞいてみる　75
　　第2相：サイクルを破る　77
　　第3相：再発を防止する　79
　　サイコパスとの作業同盟を形成する　80
　その他のプログラムの伝達問題　81
　　プログラム期間　81
　　開放式プログラムと閉鎖式プログラム　82
　　犯罪者の数と比率　83
　　性犯罪者ガイドライン　83
　　プログラムの構造と規則　84
　　自然減と解放を減らす　84
　　犯罪者の生活準備　85

  プラスの治療処遇文化を推進するためのガイドライン 87
   1．プログラムのはじめに社会親和的環境を樹立する 89
   2．社会親和的態度と行動を支援する 89
   3．マイナスの仲間集団のプレッシャーをプラスの仲間集団のプレッシャーと取り替える 89
   4．犯罪者がプログラムを「動かす」ことは許されない 90
  ま　と　め 91

第5章　プログラムの管理 ……………………………………… 93

 管理構造と実践 93
  施設内統括 93
  管理モデルの選定 94
  プログラムレビュー 96
 プログラムの監視と結果の評価 97
  プログラムの監視 97
  結果の評価 98
 治療処遇プログラム向けマニュアル 99
 諸機関間での調整を伴う継続管理 100
 プログラム職員の管理 101
  プログラム考案者／管理者 101
  職員の選択と業務契約 102
  訓練と監督 102
  作業同盟を形成する 103
 プログラムの実行 109
  上首尾のプログラムの実行の特徴 109
 ま　と　め 112

第6章　結　　語 ………………………………………………… 113

  文　　献 115
  索　　引 124

第1章
はじめに

　サイコパシーは社会に甚大な被害をもたらすパーソナリティ障害である。このパーソナリティ障害は一群の感情特性，対人特性，行動特性により定義づけられる。ここには，自己中心的なこと，無責任なこと，浅薄な情動，共感性・自責の念ないし良心の呵責の欠如，病的なまでに嘘をつくこと，人を操ること，社会規範や社会の期待に持続的に背くこと（Cleckley, 1976；Hare, 1970, 1998b）が含まれる。これらの特性を考慮すれば，サイコパシーと犯罪に強い関連があるということは，驚くにあたらない。一般人口中およそ1％と総数としては少ないにもかかわらず，サイコパス[1]は刑務所人口のかなりの部分を構成しており重大犯罪や暴力，社会的苦痛の原因となっている（Cooke, Forth, & Hare, 1998；Hare, 1998a；Hart & Hare, 1997；Harris, Rice, & Cormier, 1991；Serin & Amos, 1995；Wong, 1984）。手段的攻撃性と暴力への親和性は，幼い頃より始まり，生涯を通じて続く（Forth & Burke, 1998；Forth, Kosson, & Hare, 2003；Hare, McPherson, & Forth, 1988；Harris et al., 1991；Wong, 1984）。

　サイコパスの態度と行動は，従来型の治療，介入法，治療技術をもって改善することが難しいか，不可能であるというのが一般的見解である（Dolan & Coid, 1993；Hare, 1998a；Lösel, 1998；Suedfeld & Landon, 1978）。実のところ，多くの臨床家がサイコパスを治療しようとさえしない。また治療プログラムからサイコパスを除くと，対費用効果が高いとする立場をとる司法関連施設が増えてきている。サイコパスの治療抵抗性の原因を見つけるのは難しくはない。ほかの人々と違い，ほとんどの犯罪者を含め，サイコパスは，自分の苦痛に苦

---

[1] 著者らがサイコパスと呼ぶ場合に代名詞の男性形（例えば彼に／彼の）を使うのは，ほとんどの研究が男性犯罪者でなされていることと，ほとんどの犯罪者が男性であることを反映して選択された様式であるということにご注意願いたい。

しむ様子もほとんどなく，完全に自分に満足し，自分の態度と行動が悪いとほとんど思わず，そうするのが最も得だという場合のみ治療を求める。例えば刑務所行きを逃れようとする場合や保護観察・執行猶予や仮釈放を要求する場合などである。それゆえ従来の矯正プログラム，特に精神的内面の混乱の軽減や，自己評価や共感性，良心の発展成長を目指すものからほとんど恩恵を受けないらしいというのも驚くにあたらない。

　サイコパシーは不変であり，すべての治療努力が必ず失敗に帰すことはいうまでもない。サイコパシーの治療に関する文献のほとんどが，方法論に欠陥がある。文献レビューで，Wong（2000）は，手元にある研究はほとんどサイコパシーの集団を用いた方法論の適切な研究に必要とされる基準が1つ以上欠落していると述べている。(a) サイコパシーの妥当かつ確実な評定，(b) 治療プログラムの適切な説明，(c) 妥当な追跡期間を伴う適切な治療評価，および (d) 相応の対照群。サイコパシーと社会病質，反社会性パーソナリティ障害の実証的治療研究74件中，全基準に適合したのはたった2件であった。反社会性パーソナリティ障害の治療を含めると，さらに11件の研究が基準すべてではないがほとんどに適合した。すべての基準に適合する研究が説明しているプログラムは（Hare, Clark, Grann, & Thornton, 2000；Rice, Harris, & Cormier, 1992），最近の著者にはサイコパスの処遇には不適当であるとみなされた。最重度保安施設入所中の女性物質乱用者の最近の研究（Richards, Casey, & Lucente, 2003）も，基準のほとんどに適合した。この研究は未治療群を含んでいないのだが，2つの別のプログラムを比較した。これは治療コミュニティプログラムと「発見的」プログラムであり，後者は個人向けにあつらえてあり，良好な物質乱用プログラムの最善の要素（Richards, 1999）を用いているとされた。それぞれのタイプのプログラムで，『サイコパシーチェックリスト改訂版』（PCL-R[2]；Hare, 1991, 2003）高得点がPCL-R低得点より，治療反応性に乏しいことと釈放後の再犯率が高いことに関連していた。

　最近のサイコパシー治療のメタ分析（Salekin, 2002）から，ある種の治療介

---

[2] 頭字語PCL-Rは，このガイドライン全体を通して『サイコパシーチェックリスト改訂版』（Hare, 1991）と『サイコパシーチェックリスト改訂版第2版』（Hare, 2003）をさす。

入の有効性について楽観的見解がいくつかあることが示された。しかし，メタ分析に含まれた研究の多くは，方法論に不備があったり，対照実験が不十分であったり，お粗末な研究計画と対象選択基準のために解釈できない（Wong, 2000参照）。治療上の悲観主義が，不適切あるいは不備のあるエビデンスにもとづく治療上の楽観主義に取って代わられてはならない。それと同時に，従来の処遇がサイコパスに役立つというエビデンスの欠如が，何も役に立たないということではない。

　Skeem, Monahan と Mulvey（2002）の研究から，民間精神科患者の外来治療が『サイコパシーチェックリスト：スクリーニング版』（PCL：SV；Hart, Cox, & Hare, 1995）で評価されたサイコパスの暴力行為にポジティブな影響を及ぼしうることが示唆された。著者らによれば，退院後まず10週間は，相当「回数」の治療（7回以上の面談）が，少なめの「回数」（6回以下の面談）より暴力行為事件が少ないことに関連したという。治療面談への出席回数と報告された暴力事件数は，主として患者の自己申告にもとづくものだった。この治療に関する当該著者が知る限り，彼らは言葉での治療，投薬治療，物質乱用治療のいろいろな組み合わせに参加した。実際治療に参加した患者の程度も不明である。さらに，PCL：SV評定はそもそも面接データ（すなわち，患者の報告についての評定者の印象と解釈）にもとづいており，多くが治療と暴力の自己申告の情報収集と同時に実施された。いずれの場合も，推定される「治療効果」は研究の追跡数か月で霧散し，実際よりも見かけの効果を示唆しているといえよう。治療がサイコパスの暴力行為を伴う犯罪で起訴ないし有罪判決を受ける見込みを減らせるか否かという重要問題の答えはないままであるというのが，最近の文献レビューの達した結論である（D' Silva, Duggan, & McCarthy, 2004）。

　全般に，実証的研究は，サイコパスへの有効な治療法を提供するために何がなされるべきかより何をしないかの指示を与えているかもしれない。以前はサイコパスの治療プログラムのほとんどが，犯罪者全般および特定の暴力的犯罪者に対して効果的矯正処遇プログラムを構成する大量の実証的文献に十分注意が払っていなかった。サイコパスが示すいくつかの特性（無責任なこと，攻撃性，衝動的なこと，犯罪的振る舞いなど）も，他の犯罪者，とりわけ暴力行為

が続く者で見られる。暴力的犯罪者に効果のある治療の原則は，サイコパス用に設計された治療プログラムの重要部分であるべきである。例えば，最近のメタ分析のレビューやその他の治療文献の統合は有効な矯正治療（Andrews et al., 1990 ; Lipsey, 1992a, 1992b, 1995 ; Lösel, 1995, 1998）を根底にもつ多くの一般原則を判別している。第一に，構造化された支持的環境の中で，十分な訓練を受けた職員が実施する認知行動学的アプローチやスキルトレーニングアプローチが治療の選択肢である。第二に治療は，リスク－要求－反応性原則を首尾一貫させるべきである（Andrews, 1995 ; Andrews et al., 1990）。すなわち，重度の犯罪親和性要求をもつハイリスク犯罪者のために，最も集中的治療を確保しておくべきだ。また犯罪者の反応性に応じて伝達される治療をあつらえるべきである。治療プログラムは，うまくその完全性を維持し，偏向を避ける（Hollin, 1995）必要がある。最後に，自己管理スキルを拡大し，非収容環境への普遍化を最大限に活用するため，再発防止法を用いるべきである（Laws, 1989）。

サイコパス向けの有効なプログラムの必要性

　治療に関する文献は，サイコパスの治療は何ら効果がないことを示唆しているが，このことは役立つものが皆無であるということではない。探索をあきらめるのではなく，むしろサイコパスの態度や行動，特に暴力行為と関連する行動の中の反社会性（および前社会性）が減少するよう誘導する新たな方法を探究する一層の努力をせねばならない。もう1つの選択肢をとれば，社会が彼らの捕食の損害を受け続け，また地域社会への開放を正当化するにはその暴力性リスクが高すぎると考えられるサイコパス犯罪者がますます刑務所や司法病院内を占有するようになる。ありうる問題には，刑務所での服役後「性的暴力的略奪者（SVP）」用治療を民間委託する（Doren, 2002 ; Tucker, 1999）という合衆国内の最近のトレンドが混ざっている。このSVP立法下での犯行のかなりの部分をサイコパスがしめているようである（Hare, 1999）。
　何年か前，国際専門委員団（本書著者2名も含む）はサイコパス用に提案されたプログラム（Hare, 1992）のためのガイドラインを提供した。簡単にいえ

ば委員団は，再発防止テクニックには，実現しうる限り最高の認知行動学的矯正プログラムの各要素を統合すべきであると提案した。委員団のガイドラインは，共感性と良心の呵責を芽生えさせること（すなわち犯罪者のパーソナリティを変えること）よりも，むしろ自分の行動に責任があるのは自分のみであること，その強さと能力を利用することによって，自分たちの要求を満たすより社会親和的方法を学習しなければならないということを犯罪者に納得させることに関心を向けた。犯罪者は，施設内でもその後の地域社会への釈放においても厳しいコントロールと監視下におかれることになる。実験的計画で，標準的矯正プログラムにおいて処遇され慎重に選ばれた犯罪者集団との比較によって，その治療処遇と介入モジュールの実証的評価（特定個人に対して効果のあることと役に立たないこと）が可能となる。つまり，いくつかのモジュールや構成要素は，他の犯罪者に比べサイコパスでは効果がないかもしれないし，その逆かもしれない。

　Hare（1992）が述べたプログラムの要素は，サイコパシーの理解と矯正処遇に関する最近の進歩と組み合わせられた。その結果がこの『サイコパシー治療処遇プログラムのためのガイドライン』である。これはサイコパシーの次元特性の高い，一般にはサイコパスといわれている人のために考案されている。このガイドラインのもともとの目的は，サイコパスの施設内および釈放後の暴力行為の頻度と深刻度を軽減することにある。暴力的犯罪性サイコパスに焦点を当てているが，プログラムガイドラインは，暴力行為既往歴の長いハイリスクで要求も強い犯罪者に役に立つはずである。プログラムガイドラインは，成人犯罪者に適用するために開発されたのだが，いくつかの調整を加えると青少年犯罪者にも適用可能なはずである。そのかなりの割合がサイコパシーの診断基準に適合する（Forth et al., 2003）。『サイコパシー治療処遇プログラムのためのガイドライン』は応用可能性を秘めている。すなわち独自の必要性や状況，手に入る情報源にあわせて修正したい施設や機関があるかもしれない。それは，治療マニュアル（第5章の「治療処遇プログラム向けマニュアル」参照）の開発により促進されるべきプロセスである。WongとGordonは，より詳細なプログラム題材の開発作業中である。それがこのガイドラインをより実効性の高いものにしてくれるであろう。こうした題材をまとめて「暴力行為縮小

プログラム（VRP）」と呼ぶ（Wong & Gordon, 2004a, 2004b ; Gordon & Wong, 2004）。

サイコパスの評価

著者らは，『サイコパシーチェックリスト改訂版第2版』（Hare, 2003）が犯罪者のサイコパシー度を評定するために用いられるよう強く推奨した。PCL-Rとその関連製品のいくつかの構造モデルが提案されている（Hare & Neumann, in press-a, in press-b 参照）。ここで用いられるモデルは，2つの主要因子と4つの相と呼ばれる精密因子から構成されている。尺度構成は図1.1に示してある。PCL-R合計得点は0～40の範囲をとり，その人物が原型となるサイコパスにどの程度適合するかを示す。内的一貫性と評定者間信頼性は全般に高い。PCL-Rが測定しているのが1つの分類群（明確なカテゴリー）なのかある次元の構成概念なのかについては議論のあるところである。最近の分類測定学は，次元的見解を支持している（Guay, Ruscio, Hare, & Knight, 2004）。PCL-Rは次元得点をもたらすが，研究および臨床目的のためにその人物を分類するのにも用いられるかもしれない。北米では，サイコパシーに関するPCL-R研究では，概してカット値30が用いられている。評定目的や状況によって，その他のスコアが用いられている。

第1因子：対人面／感情面

この因子の8項目は，通常サイコパシーの構成概念に必須と考えられる対人面と感情面の一連の特性を説明している。この因子の項目は感情面のプロセスについての臨床的推論と関係している。この因子には，それぞれ4項目からなる2つの相がある。第1相は対人面，そして第2相は感情面である。

第2因子：社会的逸脱

この因子を形成する10項目は慢性的に不安定で反社会的であり，社会的に逸脱した生活様式を説明している。2項目が犯罪行為を反映するが，残りの項目は目的のない，衝動的で，無責任で，寄生的生活様式を定義している。この因子も，それぞれ5項目からなる2つの相がある。第3相は生活様式，および第

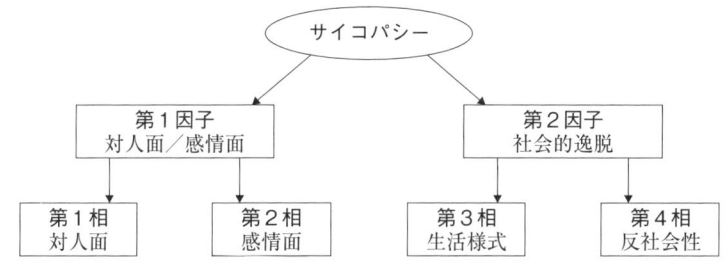

図1.1 PCL-R第2版の尺度構成
(『サイコパシーチェックリスト改訂版第2版 評定用解説書』〔2003〕の図1から)

4相は反社会性である。

治療でサイコパスは悪化しうるか？

　治療処遇を受ける前よりもサイコパスを実際悪化させるものが存在する可能性はある。Riceら（1992）は，プログラムに参加しないサイコパスより，非構造化型で患者主体の治療コミュニティプログラムに参加したサイコパスの方が，釈放後高率で暴力行為を伴う再犯を犯すことを報告した。この結果は，患者主体で不適切な治療は，不注意にもサイコパスが人を操り，欺き，人を利用する方法がうまくなる手助けにはなるが，暴力的になりがちな行動を変える手助けにはほとんどならないと解釈できるかもしれない。結果的に，地域社会へ釈放されると，この人物は，未治療のサイコパスよりも暴力行為の可能性が高い状況に相変わらず身をおく可能性が高い。Riceらは，「サイコパスにとって不適切な施設内環境とは，実のところ犯罪行動を増やす可能性がある……本結果は，この論文で説明してあるある種の治療コミュニティは，重篤なサイコパシー犯罪者向けにはよくないタイプのプログラムであることを強く示唆している」（Rice, Harris, & Cormier, 1989, p.22）と明確に示唆している。その研究は，治療処遇それ自体がサイコパスを悪化させることを示唆していなかった。むしろ，間違った治療が悪化させうるのである。

　Riceら（1989）はレトロスペクティブなデザインを用いた。最近，イングランドとウェールズにおける犯罪者の大規模プロスペクティブ研究で，同じ結果を得ている（Hare et al., 2000）。いろいろな短期の刑務所処遇プログラム

（アンガーマネージメント，社会的・教育的スキルを伸ばすこと，など）は，PCL-Rの第1因子低得点ないし中等度得点の犯罪者の釈放後2年間の再犯率にほとんど影響しなかったが，第1因子高得点の犯罪者にはきわめて有害な影響を及ぼした。つまり，サイコパシーの対人面と感情面の特性をもつ犯罪者は，治療処遇を受けた場合の方が，受けなかった場合よりもずっと高率に再犯を犯した。結果から，短期の非特異的治療処遇はサイコパシー犯罪者には適当ではないことが示されている。

治療コミュニティプログラムにおけるサイコパスの人を操ることや破壊的行動は，Hobson, ShineとRoberts（2000）によって詳細が記述されている。彼らは，サイコパシー患者が良好な治療上の進歩を遂げていると信じ込ませて職員をしばしば騙すということに注意した。性犯罪者の治療処遇に関するこの状況が言外に意味するところはSetoとBarbaree（1999, in press），およびLooman, Abracen, SerinとMarquis（in press）により調査されており，後述する。

どんな既成の治療処遇プログラムでも，治療処遇を受ける以前より一層人を欺くことと操ることに長けているサイコパスを生み出す危険を冒すことになる。しかし『サイコパシー治療処遇プログラムのためのガイドライン』の位置づけと焦点により，こうしたことが起こる機会が最小限に留まるはずである。

表向きの行動や犯罪者の暴力行為を伴う犯罪歴とは無関係の行動ではなく，暴力行為に結びつく動的リスク因子をターゲットとした介入をすべきである。効果のない介入のターゲットとは，(a) 見かけ上教育歴にも雇用歴にも問題のない犯罪者の学歴を向上させる，(b) 暴力行為や犯罪性と無関係な不安や抑うつ問題の治療処遇，(c) 自己評価の低さといったあいまいな訴えの治療処遇，などである。この治療処遇面でのプラスの成果は，不慣れな治療処遇職員にサイコパスが良くなったように思わせ，プラスの治療処遇評価をも獲得するかもしれないが，暴力行為のリスクの軽減とは無関係な変化である。

このガイドラインは，サイコパスの社会親和的行動のレパートリーを増やそうとする治療処遇システムを推奨する。最悪の場合でも，反社会的行動のレパートリーが変わらぬままのはずである。すなわち，それ以上悪くならないということである。しかし他人は注意深く彼を見ているので，サイコパスはマイ

ナスとなる行動を隠すことを学習するかもしれない。治療の進歩を監視し，あらゆるプログラムとその結果を評価するに際して，相当な注意と警戒が行使されねばならない。サイコパスによれば，心理検査の得点の改善や変化に関する職員の主観的印象を治療結果の唯一ないし主たる尺度基準と受けとってはならない，ということである（第5章の「プログラムの監視と結果の評価」参照）。確証された行動記録や犯罪歴のあらゆる時にわたるエビデンスは，暴力的性向や暴力沙汰の減少のしるしとして用いるべきである。治療処遇の目的は，暴力行為の軽減であって，パーソナリティや表面上の行動を変えることではない。破壊的かつ暴力的行動の量と範囲が縮小さえすれば，治療処遇目標は達成されたことになる。このことを心に留めておけば，サイコパスの治療処遇が倫理的ないし道徳的難題を提起するはずはない。

サイコパスの効果的治療処遇のためのモデルの提案

　1970年代に全盛だった「何も効かない」論争は，治療処遇が再犯を減らすか否かに関して，もはや実行性はない。適切な対照群をとった少なくともほぼ500件の研究を扱った文献のメタ分析レビュー13件など，膨大なエビデンスから，入念に計画のうえ実施した矯正プログラムは，再犯リスクを減少させうることが示されている（Lösel, 1995参照，要約）。この大量のエビデンスはMcGuire（1995）とHarland（1995）が集めた。効果的治療のいくつかの基本原理は，この大量のエビデンス（いわゆる「効果のあること」文献）に由来しており，リスク－要求－反応性原則としてうまくまとめられている。そしてプログラムの統一性を保つための必要条件である（Andrews, 1995；Andrews & Bonta, 2003；McGuire & Priestley, 1995）。Andrewsら（1990）は，リスク－要求－反応性原則と効果のでた治療成果との関係を検証するためにあざやかなメタ分析を行った。彼らは，リスク－要求－反応性原則に従った治療プログラムが最大の効果量を有することを見いだした。すなわち，それは再犯性を減少させるのに最も効果があるということである。官僚的制裁や不適切な治療処遇プログラム（リスク－要求－反応性原則に応じていないプログラム）は，再犯性に関して効果がないか，少量のマイナス効果を及ぼす。すべて考え合わせても，

「効果のあること」文献は，再犯性のリスクを減らすのに有効なものとするために，治療プログラムは犯罪者のリスクと要求，反応性特性に取り組むべく計画され，伝達されねばならないということを示している。すなわちプログラムの統一性を保つううまく管理されねばならない，そして大規模施設／地域社会環境にうまくフィットせねばならない。

リスク，要求，反応性

Andrews らは，リスク-要求-反応性原則の最大の支持者である。Andrews (1995, pp.40-41) は「効果のある矯正治療処遇に関する私の論題は……効果のある矯正治療処遇の計画と伝達にはリスクと要求，反応性における個人差および専門家の判断力の利用への留意が必要とされる」（強調は原文通り）と書いている。リスク-要求-反応性はその人物の特性であり，プログラム計画と伝達は，そうした特性と合致せばならない。このガイドラインの中で用いているリスクと要求，反応性の特定の定義の概略を，以下に述べる。

「リスク」は，犯罪者の全体的再犯傾向のことをいう。すなわち，より高リスクの犯罪者は，中等度ないし低リスク犯罪者より再犯傾向が高い。治療は，かなりの犯罪リスクをもつ者に適用する場合，最も効果が高くなる――「リスク原則」は，低リスクよりも高リスクの犯罪者を扱うべきであると規定している。不良行動が変更される以前に不良行動の可能性があらねばならない (Lipsey & Wilson, 1998)。しかし，反対意見や間違った見解がしばしば明らかにされる。すなわち，もっと重度の，「無感覚になった」，高リスク犯罪者は，治療処遇へ最も反応性が少ない者だというのである。重度犯罪者への介入研究200件以上のメタ分析の結果は，再犯性リスクを減らすための治療処遇は「リスク原則」を支持し，高リスク非行少年には効果がないという主張 (Lipsey & Wilson, 1998) を支持していない。高リスク犯罪者は，低リスク犯罪者より集中的ないし大規模治療処遇を多く受けるべきだというのが，「リスク原則」への１つの推論である。

「要求」は，直接的ないし間接的に犯罪者に罪を犯させる，犯罪者の動的（可変性の）犯罪生成因子ないし態度のことをいう。犯罪生成因子の例として，物質乱用，攻撃的対人関係様式，犯罪者的態度などがあげられる。「要求

原則」は，一定の犯罪生成要求——例えば物質乱用や怒りの問題——をもつ犯罪者が，問題領域をよりうまく扱った結果自分の再犯性リスクを減らせるというものである。すなわち介入は犯罪生成要求を目標に行うべきであるという仮定がある。

「反応性」とは，犯罪者特有の特性のことで，犯罪行為の直接的ないし間接的原因ではないが，犯罪者の効果的治療処遇と管理を確実にする目的でこれを考慮に入れてはならない。反応性因子の例として，犯罪者の能力全般および認知能力，学習様式，文化的背景，そして語学の堪能さがあげられる。治療抵抗性犯罪者に対する非常に重要な反応性因子は，治療処遇への意欲／快諾である。

効果のある治療処遇プログラムの設計に情報提供するために，犯罪者のリスク－要求－反応性という特性の慎重で徹底的な評価と理解が保証されねばならない。そうしたプログラム——介入の目的や強さ，タイプと意義といった（例えば，認知行動的アプローチを用いたアンガーマネージメントトレーニング）——は，犯罪者のリスクと要求を内容として扱わねばならない。プログラムの伝達——すなわちプログラム内容の犯罪者への示し方——は，犯罪者の反応性特性に適合するようにあつらえられねばならない（例えば，介入方略やテクニックが犯罪者の治療処遇の快諾や能力レベルに見合うべきである）。手短にいえば，プログラムの内容と伝達は，犯罪者のリスクと要求，反応性特性と合致しなければならない。

暴力行為を伴う再犯を減らすために矯正治療処遇プログラムの有効性を決定するべく男性の性犯罪者および非性的犯罪者の研究35件のメタ分析が行われた（Dowden & Andrews, 2000）。研究の結果から，犯罪への制裁は何をしても無効であるのに対して（平均効果量 －.01），人間的な便宜を提供したプログラムのプラス効果（平均効果量 .12）はずっと大きいことがわかった。特に効果のあるプログラムには，反応性全般（行動への介入の利用など）はもちろん，犯罪生成要求（マイナス感情／怒りや反社会的態度，再発防止など）をとりあげるサービスが含まれていた。犯罪生成要求の数が多くなればなるほど，介入の効果量も大きくなった（$r=.69$；$p<.001$）。そのうえ，矯正治療処遇の原則（すなわちリスク－要求－反応性全般原則）を治療処遇プログラム内で首尾一

貫させた場合，暴力行為を伴う再犯を最も減少させることができることも示された。

プログラムの統一性の保持

プログラムの統一性の保持は，優れたプログラム管理に必須である。矯正プログラム，とりわけ施設環境内でプログラムを伝達する者は，しばしば能力を試されるような難しい条件下で働いている。彼らは，仕事をうまく合わせるため多くの優先度の競合をやりくりせねばならないかもしれない。お堅い，しばしば煩わしい施設内規則に従う必要性，事務的および臨床的必要条件の均衡をとる必要性，刑事裁判作業にしばしば現れる「ノーという人」の拒絶に抵抗する必要性のため，プログラムの統一性の保持が難しくなる可能性がある。メタ分析の結果，地域社会に伝達したプログラムは施設内で伝達した同じプログラムよりしばしば効果が高いことが示されている（Andrew et al., 1990；Izzo & Ross, 1990；Lipsey & Wilson, 1998；Lösel, 1995, pp.94-96；第4章の「プラスの治療処遇文化を推進するためのガイドライン」参照）。施設内プログラムの方が効果が低いことについて，多くの原因（施設内のスキルの普遍化の困難さ，マイナスの施設内環境，施設職員の特性〔意欲や体験，トレーニングの低さなど；Hollin, 1995参照〕といった）が引き合いに出されている。施設内には，優れた設計のプログラムの実施や施行を頓挫させるような要因がたくさんある。プログラムの統一性を維持するために，約束事が現実にたしかに伝達されるよう，プログラムをきわめてうまく使いこなせねばならない。

プログラムと施設／地域社会環境全体との優れた適合を保証すること

治療処遇プログラムは空白状態に存在することはほぼありえない。プログラムは，施設内にあるのが普通である。それは巨大な官僚社会の一部であり，言い換えれば，さらに巨大な刑事司法や政界に報告する責任があり，その一部であるということだ。進歩的で統制しうる管理の実践では，プログラムは，その統一性を犠牲にすることなく，現在の環境の要求とより大規模な施設コミュニティと刑事司法コミュニティの要求を発展させ，取り組み続けるということを保証しなければならない。手短にいえば，プログラムは良好な適合が続く必要

第1章　はじめに

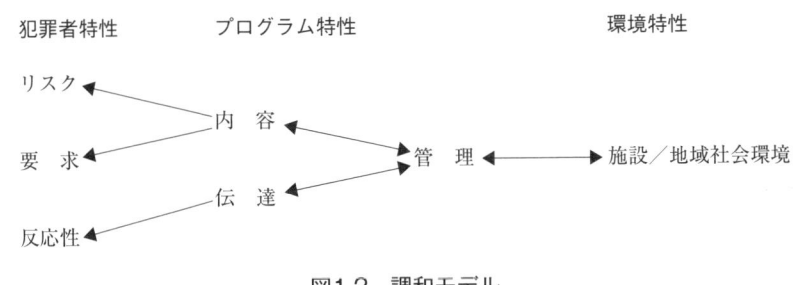

図1.2　調和モデル

があり，おかれた状況に適切であらねばならない（Harris & Smith, 1996）。それは，プログラムが犯罪者のリスク－要求－反応性特性に合致することと同じくらい，大規模な施設／地域社会状況内でも重要である（第5章の「プログラムの実行」参照）。

　図1.2には，効果を発揮する矯正治療処遇モデルを描いてある。モデルは「効果を発揮する矯正治療処遇の調和モデル」と呼ばれる。これは，プログラムの内容と伝達が犯罪者のリスク－要求－反応性特性および，それが位置づけられる施設／地域社会状況と調和しなければならないこと強調している。

　プログラムの「内容」と「伝達」から犯罪者のリスク－要求－反応性特性に向かう矢印は，プログラム内容と伝達を犯罪者の特性に調和させるのであって，その逆ではないということの重要性を強調している。後者の例をあげると，ただたんに使えるプログラムがあるという理由で犯罪者たちを同一のできあいのプログラムに投入することである——すなわち「1つのサイズで全員にフィット」という誤った考え方にもとづくプログラムの割り当てである。「管理」と，「内容」と「伝達」の間の両方向矢印は矯正治療処遇プログラムを支援し，プログラムの内容と伝達の完全性を保証すべく実施されていなければならない。同時に，プログラムの内容と伝達は時々修正を必要とするかもしれない。例えば，プログラムの結果の評価情報を提供されたり，操作上必要に迫られた場合である。「管理」と「施設／地域社会環境」の間の両方向矢印は，現在進行中の管理や連携している実務を通して，プログラムが発展し，施設および／あるいは地域社会の要求へ自己適応させるための要求を反映している。その上，より大規模な施設／地域社会は，共生関係を維持するプログラムへの継

続中の支援を提供することで，報いなければならない。矯正治療処遇の提案モデルは犯罪者全般向け，あるいは暴力的犯罪者やサイコパスといった特別な要求がある犯罪者の矯正プログラムのデザインや実施に利用可能である。

　暴力行為を伴うサイコパスの治療処遇は，矯正治療処遇の特別なケースとして考えるべきである。それゆえに，暴力行為を伴うサイコパス向け治療処遇プログラムの内容と伝達は，「調和モデル」（図1.2）に描かれているように効果のある矯正治療処遇の一般原則も固守すべきである。しかし，プログラムはサイコパシーの性質も考慮に入れなければならず，サイコパシー犯罪者の重大な治療抵抗行動を管理するために，きわめて知識・経験が豊かで，よく訓練された職員による運営を保証しなければならない（Hobson et al., 2000；第5章の「作業同盟を形成する」参照）。暴力行為を伴うサイコパシー犯罪者――ほとんど管理できない，治療反応性のない，再犯する人物の集団――向けの施設を基盤とする効果ある治療処遇プログラムは，大きな挑戦のようである。

警告的所見

　治療処遇戦略の中でこのガイドラインを実行するには，全般的臨床スキル，サイコパシーの知識（特に暴力行為を有する犯罪者），『サイコパシーチェックリスト改訂版第2版』の評定を行える能力，介入戦略に精通していることが求められる。だから，適切な教育と訓練を受けていない人々は治療処遇プログラムを実施すべきではない。プログラム推進者とその他の職員の特別な責任については，第5章の「プログラム職員の管理」で概略を述べてある。

このガイドラインの内容

　本章では，プログラムの有効性の研究やリスク－要求－反応性原則の研究など，サイコパシー治療処遇プログラム開発のために必要な考慮すべき事柄の要旨を述べている。

　このガイドラインは，一連の必須のプログラム戦略の概要およびサイコパス向け治療処遇プログラムが有効であるために必要な諸特性を示してある。この

ガイドラインは，理論的方向性（第2章），本質的プログラム内容（第3章），伝達テクニック（第4章），職員／犯罪者管理テクニック（第5章）といった本質的特性のアウトラインを示す点からいうと，規範である。しかし，本ガイドラインは，治療者や精神医療の専門家にプログラム特有の活動を提供しようというものではない。本ガイドラインに従うことで，十分な情報源をもつ施設や専門家が適切なプログラム資源を開発することができるはずである。

第2章
理論的方向性

　『サイコパシー治療処遇プログラムのためのガイドライン』の理論的方向性は，本章に書かれている種々の情報源から導き出されている。最初に，サイコパスのパーソナリティをめぐる研究について論じる。次いで，サイコパスに対する概念的に異なる治療処遇アプローチをいくつか探求する。認知行動学的アプローチや再発防止アプローチの利用原理についても，概要を示す。このアプローチの使用は，社会情報処理モデルおよび暴力行為の再発防止のためにサイコパスのリスク－要求－反応性問題の考慮と結びつけて用いられている。

サイコパシー性パーソナリティ

　本ガイドライン全体を通してサイコパシー概念とは，暴力行為と反社会的行動を改めさせ，再発を防止すべく長期間にわたりその管理を必要としている永続的な生物心理社会的障害とされている。プログラム参加者は，一生にわたる精神病理を洞察するようになり，再犯防止のため生活のほとんどの側面の継続的自己管理が必要になるという事実を自覚する手助けを受けるはずである。本ガイドラインを実行するとサイコパスが治癒するのではない。それよりも，ガイドラインは，行動の自己管理戦略とともに継続的に実施すれば生活様式をより社会親和的とするのに，役立つはずである。
　サイコパス向けのいかなる治療処遇プログラムであってもその主要目的は，サイコパスのパーソナリティ特性を修正するというより，暴力行為を伴う施設内の違反行為や再犯の回数と重大さを減少させることにある。ほとんどの場合，サイコパスはそのサイコパシー性パーソナリティのための入院治療を求められない。自己中心的で，表面的で，冷淡で，良心の呵責の念なく，人を操ることは，他の人から見れば不愉快に思われるかもしれないが，非合法ではな

い。サイコパスが刑事司法システムや精神医療システムと接触することになるのは，彼らの反社会的行動や暴力行為のためである。サイコパスは，犯罪や暴力行為を行いやすくするため，信頼させて他人を騙したり操ったりするといえよう。むしろ，サイコパスは，全体的パーソナリティ構造を改めようとするのでなく，そうした行動のリスクを減らすために，自分の反社会的行動や暴力行為の原因を学習せねばならない。これはいかなる治療処遇の設計も，サイコパスの自己愛性自己観をほとんど脅かさないからである。

　膨大な数の犯罪者の横断的分析から，HarpurとHare（1994）はサイコパシーの対人関係特性と感情特性は命の続く限り変わらないが，その社会的逸脱成分は加齢に伴い減少することを見いだした。いくつかのさまざまな国での男女の犯罪者および男性司法精神科患者のきわめて大規模サンプルの横断的分析でも同様の結果が得られている（Hare, 2003）。こうした結果は，本ガイドラインで概要を示した治療処遇の目的に実証的支持を添えている。また，たとえ治療と時間の経過でサイコパスのパーソナリティが大きく変化する可能性がない場合でも，衝動性および無責任なこと，暴力行為，反社会的行動は減少しうることも示唆している。それにもかかわらず，こうした行動が劇的に変化するとか，略奪行動の既往歴のある人物がモデル市民になると考えるのは誤りであろう。聖書からの類推を用いればサウロはパウロにはならない。最も期待できるのは，治療処遇プログラムを経験したサイコパスは，プログラム以前の時より暴力行為に走る傾向が（実態としても統計的な意味においても）有意に低下することである。サイコパスの怒りと暴力の使用のささやかな減少であってもなお，社会には計り知れない利益となるであろう。

　愛のないとか罪のないとかいうサイコパスの説明（McCord & McCord, 1964）は適切である。治療処遇の目標が，根本的パーソナリティ構造に重大な変化をもたらすために，サイコパスに感情（愛，共感）と道徳（罪悪感）を徐々にしみこませることであるとすると，努力は無駄となるであろう。

　　「もしサイコパスの治療目標が，他人を気遣い，他人が感じることを感じ，誰かを傷つければ罪悪感を抱く高潔な市民にしたてあげることであるなら（すなわち精神分析用語を使うと，超自我機能を増大させるなら），治療

の失敗は決定的である……治療処遇でサイコパスの他人とのかかわり方を部分的に改めることはできても，経験したことがない，愛することや，感情移入すること，罪悪感をもつことを教えることはできない。こうした情動は，治療処遇以前わずかしか感じていないので，事実上築きあげ，形作るものが何もないのである」（Doren, 1987, p.168）。

　神経生物学的エビデンスが，サイコパシー性パーソナリティの改変の可能性をめぐる悲観主義を支持している。最近の精神生理学的研究や神経画像研究から，情動処理および認知と感情の統合にかかわる大脳領域が，サイコパシー犯罪者では健常者と同様に機能しないことが示されている（例えば，Blair & Cipolotti, 2000 ; Blair, Jones, Clark, & Smith, 1997 ; Hare, 1998b ; Intrator et al., 1997 ; Kiehl, Hare, McDonald, & Brink, 1999 ; Kiehl, Smith, Hare, & Liddle, 2000 ; Kiehl et al., 2001 ; Patrick, 1994 ; Patrick & Zempolich, 1998 ; Schneider et al., 2000）。こうした所見から，情動処理がサイコパシー行動の調整に演ずる役割は相対的に小さく（あるいは少なくとも普通でない），そうした処理の役割を増大させるか修正することはおそらく難しいと推論ができる。さらに一般的にいえば，サイコパスのパーソナリティ構造に根本的変化をもたらそうとすることは，非現実的である。むしろ，直接的ないし間接的に暴力行為に陥らせる認知や行動を修正することによって，暴力行為と破壊性のリスクを減少させる方に治療処遇の焦点を当てるべきである。

　こうした理由から，ここでは「治療処遇」と「治療」という用語は，反社会的態度を修正することや別の行動戦略を生み出すこと，反社会的行動や暴力行為のリスクを減らすか管理することを目指す方法のことをさしている。あいまいな主観的苦悩を改善することや，精神内界の問題や犯罪行動と無関係の問題に対処すること，サイコパシー性パーソナリティの根本的構造を変更することは，本ガイドラインの焦点ではない。しかし，治療妨害行動（反応性因子）としてしばしば現れるサイコパシー性パーソナリティ特性のいくつか（PCL-R第1因子；第1章の「サイコパスの評価」参照）は，治療を前進させるためには上手に扱う必要がある。

　サイコパスの治療処遇がパーソナリティの根本的構造を変更するというよ

り，犯罪行動や暴力行為のリスクを減らすことであるなら，プログラムの内容は，多くの点で，暴力行為を伴うサイコパシーでない犯罪者に現在用いている効果のある治療処遇と同様であるべきである。サイコパスとサイコパスでない者の犯罪生成因子のタイプは，相当重複している（Wong & Gordon, 2004c）。しかしサイコパスが多くの治療妨害行動を示すことで有名なこと（Hobson et al., 2000）を考えれば，サイコパスの治療処遇プログラムの伝達と管理はサイコパスでない者のそれとおおいに異なるはずである。

治療処遇アプローチと原理

犯罪者を治療処遇するためのアプローチの研究がいくつかある。こうしたアプローチには，道徳理論や認知行動療法，再発防止がある。道徳理論は，少年犯罪者には役立ちそうである。認知行動学的アプローチと再発防止アプローチ両方の要素が役に立つことがわかっている。サイコパスの治療処遇に用いる原理については後述する。

治療処遇としての道徳理論：サイコパスに役に立つのか？

1つの治療介入としての道徳理論は，少年犯罪者に用いると役立ちそうである（Arbuthnot & Gordon, 1986；Gibbs, Arnold, Ahlborn, & Cheesman, 1984；Rosenkoetter, Landman, & Mazak, 1986）。サイコパスは無責任で，冷淡で，罪の意識がなく，良心の呵責をもたないので，道徳理論はサイコパスの治療処遇アプローチには適当かもしれない。しかし，サイコパス向けの治療処遇アプローチとして道徳理論がうまくフィットしないという根拠が数多くある。第一に，道徳性は社会化のプロセスを通じて獲得されるのだが，行動を調整するのに効果をもつ抽象的ルールである。Cleckley（1976）によれば，サイコパスは，私情がなく抽象的ではあるが，事実上道徳性にもとづいて表現し，論ずることができる。「倫理的因子や情動因子，その他の評価因子を含めた判断の複合的問題の中で……［サイコパスは］欠損のエビデンスを示していない。検査が言語的か，さもなければ抽象的であるかぎり，彼が直接的犯罪者ではないかぎり，彼は世の中を心得ていることを示してくれる。行動の検査となると，彼

の欠けている部分の膨大なエビデンスがほどなくしてわかってくる」(Cleckley, 1976, p.346)。彼は「単語はわかるが，音楽はわからない」かもしれないし，気にもかけないことがしばしばである。サイコパスの道徳問題を論じると，いくつかの抽象概念の長期にわたる入り組んだ論争に治療者が引き込まれる傾向があり，結局サイコパスが自分自身の問題と取り組むのを避けようとしてしばしば用いる戦略以外の何者でもなくなってしまう。

　第二に，Damasio (1994) は道徳性は，「身体標識は……特異的種類の身体状態と特異的種類の刺激を結びつけることにより，教育過程と社会化の間に脳内で生成された」(p.177) として知られていることを通じて社会行動を調整することができると仮定している。身体標識は，特定の刺激と反応と感情関連の結合である。身体標識の神経心理学的根拠は，前頭皮質腹側中間領域がかかわっていると仮定されている。いったん形成されると，標識は「自動的アラーム信号，すなわち，目の前の危険にご用心」(p.173) として回避学習の際に機能する。良心の呵責に悩まされている時，その人はこの自動的アラームの効果を感じているのである。サイコパスは，一般的に情動的に浅薄で，冷淡で，共感性が欠如し，また感情情報を処理し評価することができない (Hare, 1998b)。その結果，サイコパスの身体標識は，確認することも変更することも難しく，もし確認されても，機能的に乏しいかあてにできないであろう。結合が形成される前に関連するものが何かあるはずである。身体標識を経て感情的手段によってサイコパスの行動を調整することは，うまくいきそうもない。

　第三に，サイコパスが，感情的方法というより認知的方法で彼らの行動を調整する道徳性を利用できるということを論じることができる。例えば道徳性はその者の行動を調整するために自己主張として用いられるかもしれない (Meichenbaum, 1977)。道徳性はきわめて抽象的であり，その解釈は状況に応じてさまざまとなりうる。例えば，正当防衛で誰かを殺すことは犯罪ではない。道徳性は，抽象的かつ状況依存的であることを考慮に入れると，その者の意識の最前部に位置しているものではない。それは考えることではなく，感じることだ。サイコパスは，現在進行中の目標指向的行動を評価し，必要に応じて調整するために，背景情報を利用することが苦手らしい (Newman, 1998 ; Newman et al., 1997)。道徳性がそうであるため，情報が抽象的かつ状況依存

的である場合は特にそうであろう。理論的見地から，道徳理論アプローチを用いたサイコパスの治療処遇は，効果を上げそうにない。

認知行動学的アプローチ

『サイコパシー治療処遇プログラムのためのガイドライン』で用いている認知行動学的アプローチは，社会親和的な行動と態度を強くする認知の再構築，プラスの強化戦略と社会学習法（すなわちモデリング）を用いている。認知行動学的アプローチは，認知と行動の修正を目指し，2つの重要性を認識しているのだが，ストレートな行動調整より効果が高い。

矯正治療処遇に関する文献のメタ分析と従来のレビューから，相変わらず認知行動学的指向とスキルトレーニング指向は，個人カウンセリングと集団カウンセリングのような数多くの他のアプローチよりも再犯を減らすのに有用であると示唆してきた。

Lipsey（1992a）は，非行に対する治療処遇の有効性に関するほぼ400件の統制群あり研究，ないし比較研究のメタ分析の結果を報告した。サンプルには12歳（少年）～21歳の40,000人強と，非行をターゲットとする的確な研究文献にみられた治療処遇すべてが含まれていた。Lipsey（1995）の結論は以下のようであった。

［結果］は，ささやかではあるが取るに足らないとはいえないプラスの平均的治療処遇効果を示している……このメタ分析の結果から引き出すことのできる治療処遇責任者への最善の全般的実践的アドバイスは以下のとおりである。

1. 行動問題，トレーニングやスキルの問題について，できるだけ具体的かつ構造化されたアプローチを用いて患者に適切な治療処遇に焦点を当てよ。治療処遇を適切で多様なパッケージ[1]に組み立てる，できればパッケージには心理学指向的な治療処遇要素を含める。
2. 治療処遇をうまく管理・監督し，実施する。治療処遇計画をもち，意図された治療処遇が意図された犯罪者それぞれに実際に伝達されるよう，

---

1 多様なパッケージとは，Palmer（1992）が「幅原則」といったもので，犯罪者の多くの犯罪生成因子を取り扱っている。

サービス伝達に際しその計画に適合性を保つ。
3．十分量のサービスを提供する。合計100時間以上の接触で，26週間以上にわたり毎週2回以上が望ましい。

　Lösel（1995）は500件強の評価研究を網羅した犯罪者治療処遇に関する13件のメタ分析の結果をレビューした。彼は「最高の効果が得られるのは，主として認知行動プログラムやスキル志向プログラム，多様なプログラムである。あまり構造化されていないプログラムは……何度やってもうまくいかない」と記した。もう1つの重要な分析結果として，さまざまな治療処遇アプローチの中で「悪いことと同じように良いことができる」（p.92）ことがあげられる。一貫して最も効果のない介入は，刑罰による犯罪の制裁にもとづくものである。LipseyとWilson（1998）のレビューで，拘束ショック療法，集中的監視や類似アプローチなど懲罰にもとづくプログラムは，平均して対照群に比して再犯率が25％増加していた。Riceら（1992）の治療コミュニティは高度に構造化されてもいないし，犯罪生成因子にも焦点を当てていなかった。このプログラムがサイコパシー性犯罪者の再犯リスクを減らせなかったことは驚くにあたらない。

　Gendreau（1996）は，犯罪者の治療処遇での伝統的フロイト派の精神力動アプローチとロジャーズ派の非指示的ないし来談者中心型アプローチの利用に最も口やかましい批評家の一人である。フロイト学派ないしロジャーズ学派由来のプロセスには，1つの治療法としての対話や1つの主たる目標としての犯罪者との良好な人間関係，無意識を解かないこと，洞察の獲得，肯定的自尊心の育成，自己発見を通じた自己現実化，患者と社会への非難の外向化，怒りの捌け口作りが含まれる。こうした構造化されない人間関係にもとづくアプローチは，治療処遇の必要性が低いような社会親和性や共感性がやや高い者には向いているが，犯罪性が高く共感性のない者――例えば，高リスクの暴力行為を伴う犯罪者とサイコパス――には全く向かない。カナダ矯正施設内ボランティア（CAVIC）プログラムでは，「人間関係指向のカウンセリング（作業者の非指示的感情移入にもとづくメッセージの使用）は，共感性得点が平均を上回る犯罪者では犯罪率の低下と関連したが，感情移入スキルをあまりもたない者［よりサイコパシー的］，特に犯罪者がGough社会化尺度も低得点の場合［よ

り反社会的]の犯罪行動を増加させた」(Andrews & Kiessling, 1980, p420)。

　非指示的アプローチでは，治療者は一般的には犯罪生成因子に焦点を当てない。それより，犯罪者が葛藤をあまり感じず，自己肯定感を得られるよう（個人的苦痛の軽減によって，また感情移入のやりとりを通じて）手助けする方向で介入を行う。この線で，サイコパスはほとんど手助けの必要はない。こうしたアプローチは，彼の反社会的行動についての懸念や不快感を一層減らしてしまい，サイコパスのすでに病的パーソナリティを悪化させさえする。古典的精神療法を，サイコパスに道徳観念をしみこませる試みと併用することがある。例えば，「教育的配慮から生命の尊さをサイコパスと論じる」(Von Engelhard, 1975) よう，治療者とサイコパシー犯罪者の間に無意味な権力闘争を引き起こす実践課題が奨励されるが，誰も公共の利益にこれっぽっちの関心もないのである（本章の「治療処遇としての道徳理論：サイコパスに役に立つのか？」参照）。古典的精神療法には，犯罪者－治療者間の感情的結合（転移）を確立することも求められている。このプロセスは情動的に浅薄で，冷淡かつ共感性のないサイコパシーにはおきそうもない。

　その人の治療の方向性にかかわらず，治療者と来談者のプラスの作業同盟は治療か効果を発揮するために欠くことはできない。本章の「作業同盟」(p.39)のところで述べるが，作業同盟は3領域からなっていると考えられよう。課題，目標，人間関係である（Bordin, 1994 ; Horvath & Luborsky, 1993）。犯罪者と治療者が，両者の感情的あるいは共感的結びつきに裏打ちされた明確に定められた目標を達成するための特定の課題に共同して取り組むのであれば，良好な同盟が形成される。そうした関係を通じて，多くのことを学習することができる（Orlinsky, Grawe, & Parks, 1994）。サイコパスと作業する場合，サイコパスの感情面の「欠損」のため人間関係というより課題と目標を通して治療処遇の変更を認識するであろう。認知行動学的アプローチの威力は，サイコパスの強さと関係する領域である治療処遇の課題と目標上の焦点の中で明確となる。逆に，構造化されない非指示的治療アプローチは，サイコパスと結びつきの最も弱い治療処遇の人間関係面により的を絞っている。

　サイコパシーでない犯罪者の認知行動学的治療処遇は，思考，感情，暴力行為を引き起こす行動の修正に主に的を絞っている。行動の展開，維持とコント

ロールにおいて，情動の演じる役割が比較的制限されている（Hare, 1998b）ことを考えてみると，サイコパス典型例では，感情に的を絞っても（例えば，感情移入トレーニング）成果をあげそうにない。さらに，彼らの暴力行為は明らかに手段であって，怒りや情動状態によって誘発されるものではない（Cornell et al., 1996 ; Howells, 1989 ; Woodworth & Porter, 2002参照）ため，怒りと情動管理プログラムはサイコパスには不適切かもしれない。これは，サイコパスの認知や行動において情動が何の役割も演じていないということではなく，情動の幅と強さが比較的限られているというだけのことである。その上，すべてのサイコパスが──たとえ PCL-R カット値30以上を用いて判別されたにしても──必ず第1因子の感情面がすべて欠損していると決め込んではならない（Gordon, Wong, & Gu, 2002）。治療処遇における1つのアプローチは，そのパーソナリティ形成のため，他の犯罪者の場合より，情動のためほとんど行動をコントロールできないという事実をサイコパスが認識するよう手助けすることである。それにもかかわらず，彼らは自分の認知と行動が高リスクであることを認識するようになり，高リスク状況から抜け出して暴力傾向のある行動を妨げるために特別な認知戦略を開発して使用することができる。認知行動学的アプローチは，自分の行動を理屈で説明し分析するサイコパスの特性を利用させ，それと共に情動というより認知的調整を通じてサイコパスがより上手な行動のコントロール法を簡単に身につけられるようにする。

社会情報処理モデル

ここで説明する組織内での暴力行為は，修正を加えた社会情報処理モデル（Crick & Dodge, 1994 ; Dodge & Schwartz, 1997）にもとづいて認知行動学的に概念化されている。このアプローチは，おかれた状況および前後関係に応じた種々の要求への最善の反応方法を決定する時，人は積極的に環境を評価すると仮定している。モデルは5つの認知処理段階に行動反応段階を加えたものを提案している。特定の精神的作業ないし作業工程が，各認知段階を特徴づけている。認知処理は，各段階同士フィードバックしながら連続している。社会情報は記号化され（第1段階），解釈される（第2段階）。記号化は，個人の読み書き能力と知的能力によっている。解釈は，動機の推論や他人の意図といった

多くの要因や出来事が自己に対してもつ意味の影響を受ける。犯罪者では，認知の崩壊（例えば，敵対的属性傾向），一過性の情動状態（例えば，欲求不満や怒り）ないし生理的状態（例えば，中毒）が解釈を妨げうる。目標選択（第3段階）は，個人の期待結果に決定されるものだが，直近ないし長期的な状況に応じた要求の影響を受けるであろう。反応アクセス（あるいは習性，第4段階）は，できる範囲で学習された反応に決定される。決定段階（第5段階）では，個人の確信システムと，環境からの反応も含めた期待結果の前後関係の中で上記の情報の統合を含んでいる。最終段階（第6段階）は，行動反応段階である。これには特定の言語スキルと運動スキルが求められる。

サイコパスやその他の犯罪者において認知行動学的処理を概念化する際このモデルを用いることには数多くの有利な点がある。第一に，さまざまな段階でサイコパスの認知ないし行動上の欠陥を同定するのにモデルを利用できる。介入法に欠陥を扱った調整ができる。第二に，モデルは職員と犯罪者は，認知と行動の連鎖（暴力行為の原因となる）を詳細に分析し，構成成分を特定する。その1つ1つを検討し，必要であれば，例えば犯罪と行動サイクルの構造や再発防止計画といった治療処遇介入を通じて変更もしうる。サイコパスの強さと弱点および各段階での適切な管理戦略については後述する。

第1段階：記号化

この段階は，社会的信号を短期記憶に記号化する作業が十分できることである。一般的には，怒りっぽい子どもはかなり少数の社会的信号を記号化し，あいまいな状況での情報をほとんど調べようとしないし，より挑発的で攻撃的信号に選択的に気を配る傾向がある（Dodge & Schwartz, 1997）。サイコパスも状況信号は無視する傾向があるが，目標指向行動には引き込まれる（Newman, 1997, 1998；Newman et al., 1997）。こうした信号は，既存の社会状況内での人の行動の適切性を決定し，その行動を社会の要求の変化にあわせて調整するのにきわめて重要である。状況信号に留意できないサイコパスの欠陥は，おそらくその自己コントロールや自己調整，自己管理などの障害に結びつくのである（Newman, 1998）。サイコパスは状況信号に「自動的に」気を配るのがサイコパシーでない者ほど上手でないが，指示されれば気を配ることはでき

るし，手に入る情報を利用することができる。

　介入　介入では，サイコパスが状況信号に気を配り，反応する前に立ち止まり，時間をかけて，よく考え，社会状況から情報収集するようなトレーニングがあげられる。高リスクの状況社会的信号，例えばドラッグやアルコールの存在，犯罪者仲間とのつきあいといったものと，暴力行為との結びつきは，サイコパスにとってきわめて明らかなことだろう。自分の犯行サイクルを認識し，優れた再犯防止計画があれば，サイコパスは主に気を配る範囲のこうした信号に気づくようになるであろう。

第2段階：社会的信号の解釈

　膨大な数の研究から，怒りっぽい子ども，少年，および犯罪者が，あいまいな社会的信号を挑発的（敵対的傾向）と解釈する特性，攻撃行動に結びつく特性（Dodge & Schwartz, 1997；Dodge, Price, Bachorowski, & Newman, 1990；Slaby & Guerra, 1988；Serin & Kuriychuk, 1994）を示すことがはっきりしている。治療者は，敵対的傾向やその他の解釈の誤りを認知の崩壊（例えば過剰普遍化，白黒思考，心を読むことなど）と呼ぶ。

　社会や対人関係の信号は，ほとんど言語を用いて提供される。臨床家は，サイコパスが単語の辞書的意味を理解するが，情動的重要性を理解あるいは敏感に察知できないであろうことをずっと以前から気づいていた。すなわち彼らは「単語を理解しているが，音楽はわからない」のである（Cleckley, 1976参照）。今や膨大な数の認知，精神生理学面，神経画像面のエビデンスが収束しつつある（Hare, 1998b, 2003による要旨参照）。これはサイコパスの情動的言語の処理および評価に障害があることを示している。例えば，彼らは情動的単語ないし中立的単語に行動上も皮質電位的にも判別反応を示さない（例えば，Kiehl et al., 1999；Williamson, Harpur, & Hare, 1991）。彼らは，単語の情動極性に無感覚にも見え，情動的にプラスとマイナスの単語を感情的に同一なものであるかのように扱うのである（Hervé, Hayes, & Hare, 2003）。こうしたサイコパスの感情面の欠損は，対人関係処理の鍵となる社会－情動信号をほとんど正確に解釈できないということを意味している。

　介入　認知の崩壊への介入法は十分確立されており（第3章の「治療処遇目

標と介入法」参照），ここで論じることはしない。サイコパスは冷淡で，共感性がなく，感情的に浅薄であり，こうした感情面の欠損の生物学的基礎の存在の可能性をかんがみて，たとえ社会環境に気を配ったとしても，サイコパスに社会状況を解釈するために感情信号を有効に使うよう教えるのは難しいだろう。この情報処理段階では，サイコパスに自分の欠損を理解させる手助けをし，彼の状況解釈が確実に正確であるよう種々の知覚チェックをどんどん使うよう治療処遇の的を絞るべきである。すなわち，「仮定するな，確かめてみろ」である。

第3段階：目標選択

　SlabyとGuerra（1988）は，対人的出会いの最中，攻撃的で反社会的少年が敵対的目標を選択することを示した。反対に攻撃的でない少年は，社会的人間関係を失わないよう目標を形成する傾向がある。サイコパスは，威力やコントロール，支配，搾取などといった目標達成のために略奪行動をとることに集中する目標を選択する傾向があるだろう。

　介入　サイコパスが高潔な目標を選択するないし選択しようと考えるようになる治療処遇を期待するのは非現実的であろう。サイコパスが自己の利益追求につとめていても，自滅的でなく，他者への危害ないし暴力行為の原因とならない目標を選択するよう期待できればベストである（第4章の「抵抗を克服する」〔p.76〕も参照）。治療処遇はこれを考慮して続けるべきである。サイコパスにはその不正行為（プログラム内であろうとなかろうと）や間違った目標選択の結果を，明確にせねばならない。研究のエビデンスから，受動回避的偶然が課題の最初から顕著な場合，それを処理するために目標指向的行動の焦点を変更する必要はないのだが，サイコパスが他の犯罪者と同様に行動する（Newman & Wallace, 1993）ことが示されている。施設およびプログラムの規則は，治療処遇の期待結果とあわせ，明確およびあいまいに言語および書面で表現され，またサイコパスの回避的偶然の特徴が増すよう一貫して実行されねばならない。

第4段階：反応アクセスと構築

　この段階で個人は自分を受け入れてくれる数多くの選択肢を検討する。子ど

もは怒りっぽいほど，所定の状況においてよりわずかな反応の選択肢しか生み出すことができないという研究が示されている（Shure & Spivack, 1980 ; Shure, Spivack, & Platt, 1976）。過去に過剰学習された反応や筋書きは，サイコパスにとっては反社会的で暴力的傾向が高いのだが，優先される選択肢であろうし，少なくとも反応階層において順位が高いだろう。これは著者の臨床経験と大変一致している。多くのサイコパスと暴力行為を伴う犯罪者は，挑発的社会状況の下で，選択肢がないとか暴力行為が唯一残された方法だと感じている。

介入 治療処遇の焦点は，犯罪者にできるだけ多くの反応の選択肢を判別させ，再発防止計画におけるこうした選択肢を明確に報告させることにあるべきである。こうした選択肢の使用について犯罪者が過剰実践するよう支援せよ。そうすればプラスの選択肢を選ぶ際に満足感や自己効力感を得ることができる。

第5段階：反応評価と決定

この段階で，犯罪者はとるべき選択肢の決定に賛否両論の種々の選択肢を検討する。最終決定に達するために多くの文脈上の情報を考慮せねばならないため，この段階の課題の要求はきわめて高い。決定するには，人の内的状況（価値観，態度，信念，期待結果，自己効力感の確信；「私はどれくらいうまくできている？」）と人の外的状況（社会および同僚の期待，瞬時の社会の要求など）のバランスをとらねばならない。高い興奮レベル（憤怒／怒り）と酩酊が人の能力を構成しているかもしれない。サイコパスが目標指向的行動におおいに的を絞っている場合，文脈上の情報，とりわけ懲罰に関連したものを採用し利用する能力，および行動を調整する能力は限定され，無理がきているだろう（Newman, 1997, 1998 ; Newman et al., 1997）。彼の行動は現在の支配的反応をたんに継続しているのかもしれない。その上，瞬時の社会状況の感情的色彩を鋭敏に察知するサイコパスの能力欠損は，さらには正確に決定する能力を害するであろう。

介入 この段階での適切な介入は，第1段階のものと同様である。サイコパスには，自分の欠陥を認識し，決定の前に後ろに下がって状況を評価すること

が絶対不可欠であるという事実を受け入れさせるべきである。精神的なタイムアウトのために全体の意思決定過程をもっとゆっくりできるよう十分に習熟した戦略をいくつか開発し実践するべきである。それによって賛否両方を，面目を失わず検討することができる。結果的思考——つまり行動の来るべき結果まで考え抜くこと——が鍵である。

第6段階：行動反応

行動の出力には，適切な運動スキルと言語スキルが必要である。サイコパスは，目標達成のために攻撃的および／あるいは操作的行動を用いる傾向がある。

介入　社会的スキルを発達させ，怒りを他の社会親和的行動と入れ替えるよう考案されたトレーニングプログラムの開発はうまくいっており（第3章の「治療処遇目標と介入法」参照），介入法として利用可能である。

社会情報処理モデルは，犯罪者には問題のある認知行動段階をサービス提供者が判別するのに役立ちうる。次いで，治療処遇を欠陥に向けることができる。このアプローチは経験にもとづいており，認知行動学的アプローチとうまく適合し，この治療処遇の規定するアプローチに一致している。

再発防止アプローチ

再発防止のためのアプローチは，物質乱用領域で始まり（Marlatt & Gordon, 1985），自己監視と自己管理スキルの重要性を強調している。再発防止は，強迫的性犯罪歴の長い性犯罪者の治療処遇および絶えず暴力行為を伴うサイコパシーでない犯罪者の両者に用いてうまくいっている（Laws, 1989 ; Nicholaichuk, Gordon, Gu, & Wong, 2000 ; Wong, 2000）。最近の犯罪者の再発防止の治療処遇の検証40件のメタ分析研究から，再犯性平均値のほどほどの低下が示された（0.15, Dowden, Antonowicz, & Andrews, 2003）。研究から，リスク−要求−反応性原則を厳守する再発防止プログラムが，3原則中2つだけ厳守するものに比べ平均効果量が大きいことがわかった。3原則中1つだけ厳守するプログラムは，再犯性には全く影響がなかった。犯罪連鎖分析や再発のリハーサル，キーパーソンを交えた訓練による再発防止プログラムは，最大効果量を

示した。いったん収容体制と制裁や拘留命令が解除されると，サイコパスが精神保健医療提供者と共同作業を継続することを期待するのは楽観的過ぎる。さらに彼らは高慢で自己中心的な点を考えれば，自発的に助けを求めたりしそうもない。自己管理スキルを学習する方が，自身のパーソナリティに合っているだろう。

　再発防止アプローチは，犯罪行為が学習された反応であると仮定している。ほとんどの犯罪者で，再発に先立って通常出来事の連鎖（犯行サイクル）がある。出来事の連鎖は犯罪者によりさまざまであるが，通常特定の犯罪者では容易に予想できるのである。犯罪者は，再発しないよう連鎖を断ち切る特別な戦略を学習せねばならない。犯行サイクルの分析は，サイコパスおよび他の暴力行為を伴う犯罪者の治療処遇に直接適用できる。それは，暴力行為には個人的責任があるという事実を犯罪者に警告することができる。詳細な分析で，犯罪者には多くの二者択一の選択ができることと，少なくとも社会的にみて彼が誤った選択をすることをはっきりと指摘すべきである。

　再発防止計画は，以前の個人の犯行サイクルの機能的分析にもとづいてなされる。犯行サイクルへの取り組みは性犯罪者の治療処遇に広く用いられてきており，暴力行為を伴う犯罪者に使うため適合させている。(a) 特定の犯罪生成因子，(b) 誘引と高リスクの認知・情動・行動，(c) 潜在的高リスク環境（例えば，飲酒施設），(d) 武器の使用見込み，(e) おあつらえ向きの被害者，などを判別するために，犯行サイクルを十分に詳述すべきである。

　サイコパシー犯罪者の示す暴力行為は，生物学的因子や犯罪生成因子と反応性因子の合成結果であることがよくある。こうして対人的かかわりあいや生活様式のパターンが慢性的に暴力的で機能不全に陥るようになる。治療処遇を進めると，生物学的因子と犯罪生成因子，反応性因子のジグソーパズルを犯行サイクルを用いて組み立てる。こうして犯罪者が，全体としてまとまった自己像，昔の機能不全状態を正直に正確に描写された自己像を認識できるようになる。治療処遇プログラムの最中，暴力行為で最高点に達するような機能不全パターンを中断する新しく身につけたスキルを，犯罪者が判別し，学習し，利用することが期待されている。

　治療処遇プログラムの終わりには，新しいスキルと態度，行動を新しい統一

体に組み立てるため，犯罪者は再発防止計画を利用する必要があり，この新たな特性を日々の社会親和的機能に結びつけるのである。再発防止計画は，正直で正確な描画の必要がある。これは，犯罪者が生活するために必要な新たな社会親和的アプローチであろうし，そうあるべきものである。それゆえ，犯行サイクルと再発防止計画はきわめて個人化された証拠資料である――本質的に犯罪者の過去と未来の青写真である。彼がこの新しい態度とスキルの機能的重要性を理解でき，再発防止計画の所有者となれ，新しいスキルを日々の生活での重要な完全体にまとめあげる方法（すなわち高いレベルの自己影響力）をもっていることに自信をもてさえすれば，再発防止計画は成功するチャンスがありうる。

　再発防止アプローチでは，地域社会への釈放を待たずして施設収容中に犯罪者の進歩を評価することができる。サイコパスは長期刑に服しているか釈放期日不明の不定期に拘留されているかもしれない。サイコパスはサイコパシーでない犯罪者よりも施設内違反を負い，管理上の問題を起こし，施設から脱走をしそうである（Hare, 2003）。こうした施設内の事件は再発であり（Ogloff, Wong, & Greenwood, 1990；Wong, 1984），施設職員が観察・評価・修正している。再発の頻度と程度は，犯罪者が治療処遇で学習したことをどの程度日常生活に組み入れているかいないかの良い標識である。治療処遇後の施設内での再発は，治療処遇成果の直近のあるいは早発の標識であるのに対し，釈放後地域社会での再犯は末端あるいは後発の標識である。本ガイドラインは許容し難い施設内行動を減らすことをその主要治療処遇目標の1つとみなしている。治療処遇の変化の測定のための施設内不法行為の評価は，能力を試すような状況，願わくば彼が対処に困ったことのあるものと類似の状況にさらされてから決定すべきである。

　サイコパスの再発防止計画がどの程度本物であるかを決断する際，職員は問題点に気づくべきである。Hobsonら（2000）が施行した治療コミュニティでのサイコパスの行動研究は，サイコパスが自分の威力・支配力・名声要求を満たすためにシステムを操ることを示した。彼らは他の収容者や職員と「頭脳ゲーム」をして，常に限界を試し，利用できる人と物を探し，自分の態度や行動を改変することに本当の関心を示さない。それにもかかわらずHobsonらが

指摘するように，それでも騙して優れた進歩を遂げたと何人かの職員に思わせようとした。この職員操作には重大な意義がある。SetoとBarbaree（1999）の結果から，(a) PCL-R得点がサンプル中央値（15）より上で，(b) 治療進歩の職員評価が優良である（彼らの違反行為サイクルの認識と優れた再発防止計画の開発を含む）性犯罪者が，他の犯罪者のものよりずっと高い釈放後再犯率を示すことがわかった。この研究を更新して，SetoとBarbaree（in press）の報告では，さらに長期追跡（5年対2.5年）で，治療処遇によるサイコパシーの影響力はもはや明確ではなくなった。さらにサイコパシーは重大犯罪の再犯の強力な予測因子だが，評定された治療処遇の獲得程度は重大犯罪の再犯の予測因子ではなかった。彼らの性犯罪者治療処遇研究においてLoomanら（in press）はPCL-Rカット値25を用いて，職員が良好な治療処遇進歩を遂げたと評定したカット値より上位者は他のすべての犯罪者より高い再犯率を示す結果を得た。SetoとBarbaree（in press）が得たのと同様，サイコパシーそれ自体は再犯の優れた予測因子だが，評定された治療処遇プログラムはそうではないことを示す結果も得た。少なくとも，PCL-R高得点は，治療処遇で一見進歩したと評定を下す際，職員がきわめて警戒する十分な根拠となるべきである。

サイコパスのリスク，要求，反応性特性

　サイコパスの暴力行為を伴うリスクを減らす効果のある矯正の治療処遇プログラムは，リスク－要求－反応性因子を取り扱わねばならない。こうした要因を以下に説明する。

リスク特性

　「リスク原則」は，かなりの違反行為のリスクがある者に用いると最も効果的である。集中的矯正治療処遇は再犯性・暴力行為・その他の反社会的行動高リスクを有する者に提供されるべきである。低リスク犯罪者に提供される治療処遇は効果がないか，逆効果かもしれない（Andrews et al., 1990）。
　『サイコパシーチェックリスト改訂版』（PCL-R；Hare, 1991, 2003）とその関

連製品『サイコパシーチェックリスト：スクリーニング版』（PCL：SV；Hart et al., 1995）と『サイコパシーチェックリスト：青少年版』（PCL：YV；Forth et al., 2003）で測定したサイコパシーは，特に暴力行為を伴う再犯性に最も影響を及ぼすリスク要因の１つである。PCL-Rの因子分析（Hare, 2003の第７章；Vitacco, Rogers, Neumann, Harrison, & Vinsent, in press）から，項目は２つの主要因子（第１因子，対人面／感情面；第２因子，社会的逸脱）と４つの精密な因子あるいは相（第１相，対人面；第２相，感情面；第３相，生活様式；第４相，反社会性）にグループ化されていることが示唆されている。PCL-R合計得点には寄与するが，どの因子にも負荷をかけない項目が２つある（多くの長続きしない婚姻関係と不特定多数との性行為）。PCL：SVは同様の因子構造をもつ（Hill, Neumann, & Rogers, 2004；Vitacco, Neumann, & Jackson, in press）のに対し，PCL：YVは４因子モデル（対人面，感情面，行動面，反社会性；Forth et al., 2003）で説明されうる。

　最近のメタ分析は，PCL-R得点と暴力行為を伴う再犯性の間の相関を.25から.35の範囲にあることを示している（Hemphill, Hare, & Wong, 1998；Hemphill & Hare, 2004；Salekin, Rogers, & Sewell, 1996）。PCL-Rとその関連製品は，統合失調症（Hill et al., 2004；Rice & Harris, 1995；Tengström, Grann, Långström & Kullgren, 2000）および民間精神科患者（Steadman et al., 2000；Vitacco, Newmann, & Jackson, in press）を含む精神障害犯罪者でも犯罪者集団全般と同等のすばらしい予測能力があることがわかってきている。

　暴力行為の既往歴のあるサイコパスをこのガイドラインにもとづく治療処遇プログラム参加者から除外する必要はない。治療処遇向けサイコパスの判別にPCL-R得点30以上が提唱されており，犯罪者が確実に選別基準に適合する必要がある。このガイドラインは非常に重要で明確に判別されるサイコパシー性パーソナリティ（PCL-R第１因子）特性をもつ者向けに考案されている。

　何人かの犯罪者は，治療処遇しない対照群と比べた時，さらに治療処遇を行ってもそれ以上リスクが減らないほど再犯リスクがとても低いかもしれない（フロア効果；Lipsey, 1995）。高リスク犯罪者の扱いに向けると情報源をよりうまく利用できる。このガイドラインの文脈で暴力行為のリスクの低いサイコパスは，クレジットカード詐欺や不動産詐欺といった本質的に暴力行為を伴わ

ない「ホワイトカラー」犯罪からなる犯罪歴をもつ者（いわゆるサイコパシーの詐欺師）のことである。暴力行為を伴わないサイコパスはプログラムに含めるに相当するか否かを考えるのは，このガイドラインを利用する臨床家である。彼らの犯罪行為は通常，たび重なる成功によりはなはだしく強化されており，たまの失敗による懲罰はたいてい相当緩いものである。こうした人々にとって，やり方を変える動機はほとんどか全くない。ここで概念化した治療処遇プログラムは，その特徴がいくつか該当する暴力行為を伴わないサイコパスの治療処遇向けに考案されていない。

　臨床家は，治療処遇から脱落したり，治療処遇からはずされた犯罪者を注意深く監視せねばならない，またそれ以外に低リスク群を治療処遇するリスクを負っている。これには2つ理由がある。治療処遇からの脱落は施設内矯正治療処遇プログラムではほとんど不可避であり，サイコパスの脱落率はサイコパシーでない者のそれより概して高い（Ogloff et al., 1990；Richards et al., 2003）。脱落者は，プログラムの残留者より再犯リスクが通常高い（Krawczyk, Witte, Gordon, Wong, & Wormith, 2002；McKenzie et al., 2002；Andrews & Wormith, 1984）。脱落者を注意深くモニターせず，脱落率を軽視すると，高リスク犯罪者向けに考案されたプログラムには，自然減によって，結局低リスク犯罪者だけが含まれている可能性がある。

　脱落の予測因子は，犯罪者プロフィールを作るのに用いられ，それを治療処遇プログラムから脱落しそうな者を排除するのに用いた（Gully, Mitchell, Butter, & Harwood, 1990）。学習計画作成用の処遇の楽な犯罪者をターゲットとするアプローチは，最も治療処遇を必要とする者を放棄しており，「リスク原則」に背いている。むしろ，脱落予測因子を，誰を治療処遇から排除するかの指標としてではなく，改善を必要とするプログラム領域の指標として用いるべきである（Beyko & Wong, in press）。プログラム職員が攻撃的犯罪者の治療処遇の訓練を十分受けていない場合，攻撃的行動をとる犯罪者はプログラムから頻繁に脱落し，結果として攻撃的行動は脱落を予測することになる。この予測因子を，プログラム職員が攻撃的行動を管理するにはより一層の訓練を受ける必要があるという指標として用いるべきである。プログラムから攻撃的犯罪者を排除するための指標としてプログラムを用いてはならない。

高リスク犯罪者は通常その他の犯罪者より，犯罪性が高く，反権威主義指向で，日々の管理が難しく厄介である。犯罪者の手に負えない行動にイライラさせられている職員は，彼らをプログラムからはずしたいかもしれない。ここでも，はずされるのはおそらくプログラムが最も必要な高リスク犯罪者である。このような高リスク犯罪者の選択的放免を通じて，プログラムの残留者のほとんどが結局低リスク犯罪者かもしれない。

治療処遇プログラムへの参加の選別基準は，サイコパシーと暴力行為のリスクの注意深い評価にもとづいている，これにはPCL-R（Hare, 1991, 2003）や暴力行為リスク尺度（VRS ; Wong & Gordon, 2001 ; Wong & Gordon, 2004c）といった妥当性が検証されたリスク評価ツールを用いるのだが，そういう重要な含みが「リスク原則」にはある。その上，プログラムからの犯罪者の自然減を監視し，できるだけ減らさねばならない。

要求特性

犯罪生成要求は，直接的ないし間接的に，個人が犯罪や他の反社会的行動を起こす原因となる動的リスク因子である。動的因子には，例えば犯罪者のもつ態度や価値観，信条，行動一式がある。これには (a) 教育や仕事，安定した人間関係，遵法行動といった社会親和的活動の価値を最小とする，(b) 暴力行為や攻撃，酩酊物質，武器の使用を正当化し合理化すること（Andrews & Bonta, 2003 ; Gendreau, Little, & Goggin, 1996 ; Gendreau, Goggin, & Paparozzi, 1996）があげられる。再犯性予測における動的因子の効力は，1970年から1994年に実施された131件の研究の最近のメタ分析（Gendreau, Little et al., 1996）——再犯と1.141の相関が示された——で確認された。動的因子と静的因子両方が再犯性を予測した（それぞれ $r = .17$ と .16）。最強の動的リスク因子は犯罪者的態度と仲間の2つであった。最も弱い動的予測因子は，個人の苦悩の指標（例えば，不安や抑うつ，自己評価の低さ）であった。暴力行為を伴う犯罪者の評価と治療処遇に対し，これら結果には明らかな含意がある。犯罪性に結びつかない因子よりも犯罪性と暴力行為（例えば，犯罪生成因子）に結びつく動的因子にターゲットを当てると治療処遇効果が最も上がる。幅広い動的リスク因子のサンプルをとる手段を用いて犯罪者を評価すべきである。暴

力行為と結びつく犯罪生成要求（因子）は，当然，現実に動的で可変性があり，治療処遇ターゲットとみなされるべきである。

犯罪者的態度や対人攻撃性，情動コントロールといった暴力行為に結びつく動的因子を評価するのに，VRS（Wong & Gordon, 2001 ; Wong & Gordon, 2004c）も利用できる。

対照的に，暴力行為の既往歴や収容歴といった静的リスク因子は暴力行為を予測できるが，可変性はなく，治療処遇ターゲットとして用いることはできない。要求原則には数多くの自然の結果がある。

1. **犯罪生成因子をターゲットにした適切な治療処遇は，リスク減少をもたらす。**例えば，サイコパスの認知面の崩壊が暴力行為を促進している場合，認知面の崩壊の程度を減らすことが暴力行為のリスクを減らすだろう。反対に，犯罪生成因子に的を当てない治療処遇はリスク減少に至らないだろう。例えば，サイコパスがわずかな職業スキルしかもたないが，職業スキルの欠如が犯罪活動の増大傾向と明確に関連していない場合，サイコパスへの職業教育は彼の就労見込みを改善してくれるだろうが，再犯リスクを減らしてくれないだろう。職業スキルは，この場合全般的生活スキル問題であって，犯罪生成要求問題ではない。

    もう1つのよくある不適切な治療処遇は，犯罪生成要求に的を当てず自己評価を育むことである。多くの犯罪者や一部のサイコパスは自分のことをよく思っていないとこぼすかもしれない。犯罪者的態度や仲間といった犯罪生成因子を何も変更せずに自己評価を築くことは，リスク減少に至らないだろう（Wormith, 1984）。自己評価を育むことは，自分がやった邪悪なことを今やよしとしている犯罪者を作り出す手助けをしているかもしれない。要するに，治療処遇は関連性があり，規範的でなければならない。必要なことより，利用できることにもとづき犯罪者をプログラムに組み込むことは非常に簡単なことがたびたびある。

2. **犯罪生成的態度，信条，行動が，他の態度，信条，行動を形成するのと同じ学習や社会的学習原則を通じて獲得されている。**社会親和的態度，信条，行動を同じように獲得することができる。

治療処遇には，認知行動学的／社会的学習アプローチといった学習原則と矛盾がない治療的アプローチを用いなくてならない。うまくいくことが立証ずみの方法には，モデリング，適切な行動の強化，継続的接近，実践指導といくつかあげられる。
3．治療処遇は包括的でなければならない。適切な治療処遇のターゲットは幅広く含まれるべきだ（例えば，Palmer〔1992〕の幅原則）。例えば，物資乱用や犯罪者的態度，生活様式，犯罪者の友人・仲間にかかわる問題をもつ犯罪者には，一領域だけを扱うプログラムよりこれらすべての領域向けのプログラムの方が得るところが多いだろう。
4．治療処遇変更には，同定した犯罪生成因子における変化を測定しなければならない。

リスク評定におけるより最近の発展としては，静的および動的（可変性）因子両方からなる手段が浮上してきている。犯罪生成因子の変更を評定するため用いることができるこうした手段には，「サービス／事例管理項目調査票」（LS/CMI；Andrews, Bonta, & Wormith, 2004）や歴史的・臨床的・リスク-20（HCR-20；Webster, Douglas, Eaves, & Hart, 1997b）および暴力行為リスク尺度（VRS）がある。VRS は暴力行為のリスクレベルと治療処遇の容易さを定量的に評定し，治療処遇ターゲットと有効範囲を同定し，治療処遇後の変化を定量的に測定するため（Wong & Gordon, 2001, 2004c）に開発された。

『サイコパシー治療処遇プログラムのためのガイドライン』の認知行動学的再発防止作業班が，サイコパスの問題を同定するために経験主義的アプローチを用いている。それには，サイコパスの暴力行為の原因である思考・行動・感情（あったとして）を体系的に見分けるための詳細な問題指向の評価が求められる。こうした「リスク時の」思考・行動・感情は，サイコパスの暴力行為リスクを減らすのに修正されるべき治療処遇ターゲットとなる。治療処遇ターゲットの修正がうまくいけば，暴力行為のリスクは減少するはずである。評価手法は，動的因子（犯罪者的態度や物質乱用・犯罪者仲間など）は，直接的ないし間接的暴力行為の原因であり，慣例的に評価することができるはずである。

後者は潜在的治療処遇ターゲットである。サイコパスとサイコパシーでない者は同じリスク因子を数多く共有している。しかしサイコパスの方がサイコパシーでない者より暴力行為に関連したリスク因子をもつ可能性が高く，概して数も多くもっている傾向がある。サイコパスの方が，サイコパシーでない者より，暴力行為に結びつく問題領域がある者が多いのだが，2群内で判別された問題のタイプは酷似している。それゆえ，サイコパシーでない者の暴力行為の治療処遇に有効なプログラム内容が，サイコパス向けに考案される治療処遇プログラムの重要な部分でもあるはずである。

　サイコパスの中には，境界性のような，あるいは妄想性特性といった，他に合併症状の要素がある者がいるかもしれない（Hare, 2003）。こうした特性のいずれかが本質的に犯罪生成的か否かを決定するのは重要である。つまり特性（疑い深い，見捨てられることへの恐怖といった）が暴力行為や犯罪行為と関連するか否かである。もし関連するなら，それは犯罪生成因子である。犯罪生成因子の治療処遇がうまくいけば，暴力行為と犯罪性が減少するであろう。特性が暴力行為や犯罪行為と無関係であれば，それらは反応性因子かもしれない（以下の「反応性特性」参照）。犯罪生成因子の治療処遇が進むよう，また治療処遇が効果的となるよう，反応性因子を適切に管理する必要がある。反応性因子だけ対応や管理がうまくいっても，暴力行為や犯罪性のリスクを減らすことにはならない。

　弁証法的行動療法（DBT）の構造化されたアプローチは，境界性パーソナリティ障害の症状の治療について一定の成功を享受している（Linehan, Armstrong, Suarez, Allomon, & Heard, 1991 ; Barley et al., 1993）。しかしDBTが目指すのは，境界性パーソナリティ障害の症状の管理であって，境界性症状が暴力行為と関連がない限り暴力行為のリスクを特異的に減らすことではない。彼らの犯罪生成因子を考慮せず，DBTをサイコパシー犯罪者や反社会的特性の唯一の治療処遇として用いるべきではない。しかしDBTは境界性特性をもつサイコパス向けの重要な補助治療となりうる。こうした特性を適切に管理すると，犯罪生成因子の治療処遇が楽になる可能性がある。

反応性特性

　反応性特性とは，直接的あるいは間接的な犯罪行動の原因ではないが，犯罪者への治療処遇と管理の効果を確実にするには考慮に入れねばならない特有の特性のことをいう。反応性原則では，介入は犯罪者の能力と素質（反応性）に調和しなければならないとされている。さまざまな認知機能と知的機能とあわせて，パーソナリティ特性，学習スタイル，治療処遇の容易さのレベルは犯罪者によってさまざまかもしれない。プログラムは，犯罪者の能力と素質と一貫性のあるやり方で伝達されるべきである。最近のプログラムで，サイコパスに治療処遇を提供する際重要そうな，以下の反応性特性を著者らは判別した。

作業同盟

　良好な来談者‐治療者関係とプラスの治療処遇成果の間の結びつきの重要性は，十分に確立されている。そうした関係を育むための治療者の責任も同様である。したがって来談者‐治療者関係の質は，いかなる種類の精神療法や心理教育的介入においてもきわめて重要な反応性因子である。特に重要なのは，良好な来談者‐治療者関係を広く保証する要因は，作業同盟の開発である（Greencavage & Norcross, 1990参照）。精神分析の関連でGreenson（1965）が作り，その後心理学的治療処遇全般に応用できる概念としてBordin（1979, 1994）が詳述した作業同盟とは，(a) 治療処遇の目標に関して患者と治療者の間の共通の理解と同意，(b) こうした目標を達成するのに必要な治療処遇課題への共同責任，(c) 治療処遇の経過中に必ず生じる重圧を解決する際の協調を維持するための犯罪者と治療者の間のアタッチメント（プラスの感情的つながり）の十分な結合のことをいう。強い作業同盟が治療処遇成果にプラスの一因となることは，広い支持を得ている（作業同盟と治療処遇成果のメタ分析については，Horvath & Symonds, 1991参照）。

　高リスク犯罪者グループとその主たる作業者／治療者の間の治療関係（犯罪者の自己申告）の質を測定するための「作業同盟調査票」（WAI ; Horvath & Greenberg, 1989）を用いた最近のプロスペクティブ研究では，再犯性低下における作業同盟の確立の重要性が強調されている。入院治療処遇プログラム

で，犯罪者を処遇し，暴力行為を伴う再犯と伴わない再犯が3年間追跡評価された。主たる作業者／治療者との治療同盟の不十分な人々（WAI低得点）は，彼らのリスクレベルとは独立に，治療同盟（WAI中等度ないし高得点）の良好な人々より暴力行為を伴うかを問わず高率に再犯した（Witte, Gu, Nicholaichuk, & Wong, 2001）。ここで最も関心をもっているサイコパスのパーソナリティ特性とは，PCL-R第1因子（第1章の「サイコパスの評価」参照）を形成している対人関係特性と感情特性のことである。対人関係特性は，虚言，騙すこと／操ること，責任を取れないこと，表面的魅力といった主として搾取的行動からなる。感情特性は，浅薄な感情，良心の呵責や罪悪感の欠如，共感性の欠如，行動に対する責任をとれないことといったマイナス症状である。両方の特性の組み合わせは，治療処遇に重要なかかわりをもつ。

　人に対する搾取的行動は，治療処遇提供者に混乱と憤怒を起こさせ，時には職員の分裂にも至ることがある。熟練した治療者でさえ，サイコパスの如才ない嘘や欺瞞にしばしば誤魔化される。サイコパスが真実を語っているのか，そうでないのかをわかりにくいことがある。その上，過去と現在の考えや感情・行動を率直に打ち明けて話さずに，包括的治療処遇計画を形成し，治療処遇による変化を監視するのは困難である。またサイコパスは，その表面的魅力とカリスマ的パーソナリティを利用して治療処遇にあたる職員，特に経験不足な者を悩まし，禁制品を売買したり職場の規則に反する人間関係を確立するなど，名誉を危うくする状況に陥れるかもしれない（さらに詳しい説明は第5章の「職業上の境界線を維持する」〔p.104〕参照）。サイコパスの感情特性（例えば，冷淡なこと，共感性の欠如，浅薄な感情など）は，治療者との重要な結合ないしプラスの感情的つながりを定着させにくくして，さらには作業同盟を弱めてしまうであろう。Hobsonら（2000）は，第1因子特性と治療・刑務所の監房内の行動の関連をうまく説明している。

　規定の治療処遇目標を達成するために特定の治療処遇課題について犯罪者と治療者が共同作業をすることになっている場合，犯罪者は快く，(a)助け合い共同して働き，(b)防衛的というより開放的で，(c)治療者を肯定してみせるはずである（Orlinsky et al., 1994; Temple, 1996）。一般に，サイコパスは良好な作業同盟のこうしたマーカーの対称を示す。すなわち人を利用し，嘘をつ

き，騙し，威嚇し，操り，自己中心的で，傲慢で，自身の行動の責任をとらない，変わろうという欲求の欠如を示す（Cleckley, 1976 ; Hare, 1991 ; Ogloff et al., 1990参照）。サイコパスの感情の欠損と人を利用する行動は，治療処遇提供者との作業同盟の形成の深刻な妨げとなる。

　サイコパスと真に感情的「結合」を定着させるのは非現実的であるかもしれないが，治療処遇から最大利益を得るため，治療者－犯罪者関係は礼儀をわきまえ，職業的であるべきである。反対に，職員がサイコパスと感情的結びつきないしきずなを定着させようと繰り返すことは，障害の本質を無視することになるだろう。そうした行為は，サイコパスに簡単に利用され，重大な境界線侵犯に至る可能性がある（第5章の「作業同盟を形成する」参照）。

　適切な治療処遇の開始前に，職員は断固専門職として，こうした治療処遇妨害行動を管理し解決することができねばならない。そのためには，彼らは十分な訓練を受け，サイコパスのパーソナリティ特性に精通していなければならない。さもなければ，彼らは効果的治療処遇を伝達し，身の安全を何とか確保する一方，操作や欺瞞に対し適切かつ治療的に反応できないだろう。こうした利用行動のいくつかは直接的ないし間接的に犯罪行動に結びつくかもしれない。もしそうなら，それは犯罪生成因子であり治療処遇の標的とすべきである。さもなければ，反応性因子である。プログラムの一貫性を損なわず，治療処遇妨害行為にもかかわらず効果的介入を確実に伝達するには，これら反応性問題の対処にあたり効果的職員訓練と良好な臨床監督が不可欠である（第5章の「プログラム職員の管理」参照）。

治療処遇の容易さ

　サイコパスの治療処遇におけるもう1つの重要な反応性因子は意欲ないし「治療処遇の容易さ」である。サイコパスの治療処遇の意欲の欠如については詳しく報告されている（Ogloff et al., 1990参照）。この意欲の欠如が原因で，サイコパスはしばしば治療処遇プログラムを出される。もちろんいったん出されると，治療処遇からの利益はもはや得られない。治療処遇の容易さは，「変化段階モデル」（Prochaska, DiClemente, & Norcross, 1992）ごとに運用できるようになっているが，サイコパスが治療処遇で経験するかもしれない種々の

レベルの意欲を概念化する便利な方法である。「段階」の測定と，治療処遇の伝達を「変化段階」にマッチさせることで治療効率を最大にする方法を後に詳述する（第4章の「治療処遇の容易さと変化の概念化」参照）。

情報処理の欠陥

情報処理戦略の実験研究にもとづき，自己調整・衝動性コントロール・優れた判断力がサイコパスでは全般に欠如していることを説明する反応調整仮説をNewmanらが示している（Newman, 1997, 1998 ; Newman et al., 1997 ; Newman & Wallace, 1993）。サイコパスは，処罰を回避するために特定の行動の抑制に問題はないようである（受動回避性学習）。

> 「主体性のない偶然は，課題の最初からはっきりしている。そのため彼らはそれを処理するために目標指向的行動の焦点を変更する必要はない……（あるいは）彼らが目標指向的行動を中止し，処罰フィードバックを処理する十分な時間がある場合……（サイコパスが）処罰フィードバックを処理するのに予定したか，さもなければ優位な反応セットを変更しなければならない課題で不完全な受動回避性が最もはっきりみられる……サイコパスは，処罰合図に反応して，しばしば逆説的に反応速度の上昇を示す。それは，そうした合図の特性を刺激すること——とはいっても抑制はしない——に彼らは通常敏感であることを示しているのである……最終的にサイコパスは，処罰に関連しない場合でも状況の手がかりの影響をほとんど受けないようである」（Newman, 1997, pp.330-331）。

任意の目標指向性の行動にいったんサイコパスを集中させる事実には，彼らには目標指向的行動を調整するのに用いられていた関連するがあまり重要でない，状況の手がかり（特に処罰の手がかり）を無視する傾向があり，重要な治療処遇的含意がある。利用可能な社会的状況の情報，処罰関連ないしその逆のものにもとづく行動の変更は，適切な対人関係処理および社会処理への鍵である。この領域でのサイコパスの情報処理能力の欠損は重要な反応性因子であり，治療処遇の伝達はこの欠損に配慮するために介入法を変更すべきである

(本章の「社会情報処理モデル」参照)。

サイコパスに治療処遇サービスを伝達する際の主要反応性が3つ同定されている。作業同盟の形成を妨害するパーソナリティ特性と意欲の欠如，情報処理能力の欠如。ほとんどの場合，直接的ないし間接的に犯罪行動や暴力行為に結びついていないため，これらは犯罪生成因子ではない。しかし暴力行為を減少させるためには，サイコパスの反応性特性に配慮して治療処遇の伝達を調整する必要がある。治療処遇の伝達におけるこうした反応性特性の管理方法に関する提案を，本ガイドラインのあちこちで詳しく論じてある（本章前述の「社会情報処理モデル」，第4章の「治療処遇の容易さと変化の概念化」，第4章の「サイコパスとの作業同盟を形成する」〔p.80〕参照）。

スキルと戦略

本ガイドラインの目的は，サイコパスの認知スキルと行動スキルと暴力行為に結びつく犯罪生成因子を管理する戦略を改善することで，暴力行為のリスクを減らすプログラムを臨床家が開発する手助けをすることである。スキルと戦略の違いは重要である。例えば，「思考停止」すなわち認知面のスキルと「タイムアウト」すなわち行動面のスキルは，それぞれ暴力的空想と高い興奮レベルを管理するのに用いられる。戦略は，入り組んだ，ないしあまり明確でない問題を扱うのに用いられる複合的計画的アプローチと定義される。例えば，何らかの権利を不当に否定されているという問題を解決するために直面化アプローチと交渉アプローチの間で選択をせねばならないかもしれない。直面化アプローチと交渉アプローチは否定された権利問題を解決するのに用いることのできる別個の戦略である。各戦略を適切に実行するには，さまざまな認知・行動スキルセットが求められる。しかしスキルないしは戦略を知っていることで，自動的に個人が適切な戦略を選べるというわけではない。各戦略の賛否を認識にもとづき評価し，ついには適切な選択を行うには，「認識論的」認知の利用が必要となる。

認識論的認知とは，さまざまなタイプの問題向けに必要とされるさまざまな解決法の中から判別し選択するのに用いられる決定プロセスである。問題の性

質を解釈し，それを解決するのに用いられる戦略の限界を規定するようにもなる（Kitchener, 1983）。認識論的認知は，メタ認知と混同されてはならない。後者は計算，記憶，読むといった第1次認知課題を監視することである。認識論的認知は，より高いレベルの監視，メタ−メタ認知レベルの監視である。いったん高レベルの監視が導入されさえすれば，日々の生活上の複雑な意思決定に携わる場合，大人がいかに問題解決を監視するかを理解できるようになるという議論がなされてきた（Kitchener, 1983）。認識論的認知は「社会情報処理」モデル内の「反応評価と決定」段階（第5段階）に似ている。そこでは，利用できるすべての情報の賛否に重みづけしたのちさらに上位の決定を行わねばならないものである。それもサイコパスには前段階の最も弱い結びつきの1つであり，これに関して犯罪者を手助けするために治療処遇の情報源を振り向けねばならない。このガイドラインで概要を述べた認知行動学的アプローチには，認知面と行動面のスキルと戦略を教えることや認識論的認知プロセスがある。サイコパスの認識論的認知は情動的要因，普通は意思決定と行動にきわめて重要な役割を演じるものだが，これにほとんど影響されない（Damasio, 1994；Hare, 1998b）ことを考えると著者らは，特に彼らに実習させるのは難しいとの認識に至っている。

第3章
プログラムの内容

　『サイコパシー治療処遇プログラムのためのガイドライン』での介入方法の内容と伝達は,「調和モデル」(図1.2)に描写してあるように,彼らがリスク－要求－反応性特性と取り組めるように考案されている。このガイドラインは,高度に構造化された認知行動学的再発防止アプローチ (Bandura, 1969 ; Laws, 1989 ; Marlatte & Gordon, 1985 ; Meichenbaum, 1977) を用いており,本質的に規範的である。このアプローチは,認知行動学的介入法を用いつつ,特定の再発防止スキルを学習するのに役立つ一方,犯罪者の暴力行為を引き起こさないし助長する特異的思考や感情・行動を露わにさせる。このガイドラインでは,犯罪者がプログラムの運用にあたりリーダーシップ型の役割を担わされるような,治療コミュニティの説明はしない (Harris, Rice, & Cormier, 1989)。むしろこのガイドラインは,構造化された,支持的な強い責任と積極的な犯罪者の参加を促す社会親和的治療的環境を提供するものである。

治療処遇目標と介入法

　『サイコパシー治療処遇プログラムのためのガイドライン』での治療処遇ターゲットは,サイコパスの暴力性に結びつく犯罪生成要求(因子)である。いったん治療処遇目標をつきとめれば,それを扱うよう介入法をデザインすることができる。
　共通して同定された犯罪生成因子を扱うために,多くの情報源素材やプログラムが開発されている。物質乱用向けの知識を基礎としたスキルトレーニングプログラム,アンガーマネージメント,認知スキルトレーニング,ストレスマネージメント,攻撃性置き換えなどがしばらく広く利用されてきた。ストレスマネージメントと認知スキルトレーニングのように,一度に1つだけないしほ

んの少数の問題領域をターゲットとする介入法を考案して，伝達する方がよいとプログラム設計者は思い込んでいる。しかし高リスク・高要求犯罪者はこうした問題を数多く示す。それぞれの犯罪生成因子への介入に続けて取り組まねばならないとしたら，犯罪者とプログラム実行職員両方に生じる効果のなさや冗長さ，退屈さは想像できるであろう。

　さまざまな問題領域を扱うプログラム構成要素を，適度に組織化され，一体化した有意義なパッケージへと作り上げる努力がなされねばならない。結果の複雑さが犯罪者や職員を圧倒してはならない。「彼らの言葉を話し」，種々の犯罪生成因子がどのように相互作用して暴力行為を引き起こすか示すべきである。再発防止に必要なことを素材が示す，これが重要である。素材は，プログラムの設計と伝達全体にフィットし，介入法の有効性を評価するためのプロセスも内包していなければならない。物質乱用のようないくつかの問題領域では，追加の特別治療処遇（例えば，メタドン維持療法）が必要かもしれない。プログラムマニュアル一式は，施設収容のサイコパシー犯罪者の治療処遇向けに開発することができる。そこにはプログラムの概念化と伝達にかかわるプログラムマネージャーと後援者向けガイダンスを提供するためのマニュアル，そして治療処遇で扱っている概念を明確に強化し説明するための犯罪者向け学習帳が含まれるべきである。主たる犯罪生成因子向けへの介入は一体化されるべきである。マニュアルは，さまざまな反応性因子や要求をもつ特殊要求犯罪者集団であるサイコパスの治療処遇をも取り扱うべきでもある。

　暴力行為を伴うサイコパシーの者とサイコパシーでない者の治療処遇の伝達を一体化するには理由がある。第一に，両群の治療処遇の主要目的は暴力行為のリスクを減らすことである。この2群の犯罪生成要求はきわめて似てもいる（Wong & Burt, in press）。これらの類似性を考えると，2群間の治療処遇アプローチは相当重複するはずである。第二に，暴力行為を伴うサイコパス向けに考案された治療処遇プログラムには，暴力行為を伴うサイコパシーでない参加者も数多くいると思われる。後者が50%を超えることもしばしばある（第4章の「犯罪者の数と比率」参照）。理論レベルでは，サイコパスとサイコパシーでない者を分離した治療処遇を唱える人もいるだろうが（本書でのように），実務レベルでは日々の治療処遇の伝達は両群の要求を聞き入れて一体化

すべきである。Stephen Wong とその同僚 Audrey Gordon はプログラムマニュアル一式を開発した。それは,「暴力行為縮小プログラム（VRP）」向けの「プログラム管理マニュアル」(Wong & Gordon, 2004a),「進行役用マニュアル」(Gordon & Wong, 2004),「参加者練習帳」(Wong & Gordon, 2004b) である。このマニュアルは,サイコパスといった暴力行為を伴う犯罪者向けのプログラムの実施と治療処遇伝達の手引として用いることができよう。

プログラム実行職員は,素材の厳密な内容を独断で考えてはならない。彼らは介入の目的を心に留め,プログラムと犯罪者の特別ないし個別の必要条件（反応性原則に従って）に合わせて素材を作り変えるべきである。しかし多くの一般的ガイドラインを以下に示そう。

- 素材は犯罪者に直接的関連がなければならない。プログラム素材の伝達には犯罪者の社会的,文化的,地域的,社会経済的特性を考慮に入れなければならない。犯罪者は,素材の意味がわかり,素材を広範な状況へ適用する際,関連性が考えられなければならない。こうした態度や行動の変化が定着して,犯罪者の認知・行動レパートリーに一体化されれば,そうした変化が短期的にも長期的にも利益をもたらしてくれることを犯罪者に明示しておかなければならない。
- こうした素材は,性別・人種・文化に関して中立的に構成されている。しかしプログラム素材と伝達は,（反応性原則に従って）犯罪者の学習様式や文化的背景に従って修正が必要かもしれない。例えば先住民文化の中での強い伝統的背景をもつ先住民犯罪者は,犯罪者同士でフィードバックや助言することを奨励するグループ形式ではうまく反応しない傾向がある(Waldram & Wong, 1994)。この場合,もっと文化的感性のあるアプローチが必要とされる。
- 教材は犯罪者にわかりやすくしなければならない。つまり彼らの読み書きレベルと認知能力（また反応原則）に従って調整されなければならない。治療処遇集団の読み書きレベルを試験的に検証するとよいかもしれない。質問がないのは理解しているからだと思ってはならない。成人学習者の場合,教材が理解できなくても,恥ずかしさのあまり,質問して自分の無知

を明らかにしないかもしれない。司法犯罪者のほとんどが理解できるのは小学5～6年生向けに考案された教材であることがわかっている。

- 教材を与える際，意欲をかきたて人をひきつける工夫をせねばならない。長く単調であきあきする教訓的やりとりは，退屈しやすいサイコパス向けにはとても受け入れがたいだろう。問題を素材とする学習アプローチ（Albanese & Mitchell, 1993参照）は，教訓的学習形式の代わりか追加とみなすことができよう。

- プラスの強化は，処罰より優れているはずである。変化を犯罪者に徐々にしみこませるための基本的治療処遇戦略としての処罰は役に立たない（Gendreau, Goggin, & Fulton, 2000；第5章の「処罰を管理する」〔p.107〕も参照）。なお悪いことに処罰は，「男っぽさ，強い男」イメージを支え，「奴ら対こっち」という因人の暗黙の掟を呼び出すので，サイコパスの反社会的で犯罪親和的姿勢を一層強化することになる。処罰への強烈な反応（例えば，怒り）も治療処遇を妨げるかもしれない。職員は，ほとんどのサイコパスが長い犯罪歴をもっており，各種処罰形式にもはや慣れていることを覚えておくべきである。彼らは，処罰効果に対処し，最小限度に留めるために，特別なコーピング戦略を開発しているかもしれない。治療処遇中の各種行動の成果と報酬は，治療処遇のはじめに犯罪者にはっきり伝えておくべきであり，願わくば治療処遇への同意書に署名をとりつけておくとよい。施設内の簡素な環境と報酬の限界を考慮に入れ，治療処遇提供者は社会親和的行動を強化するための創造的手法を提案しなければならない。

次に主たる犯罪生成因子と関連する治療処遇について述べる。治療処遇のターゲット領域と介入は独立しているかのように論じられる。実際，両者は相補的であり，ある程度まで重複している。例えば，機能的でない態度を焦点とした認知的介入は，反社会的態度や行動の社会支援や仲間の支援にまで及び，そうした社会支援や仲間の支援が認知的介入にまで及ぶ。

反社会的態度や行動の社会支援と仲間の支援

　反社会的仲間や犯罪者仲間は，AndrewsとBonta（2003）の犯罪行為モデルの心理学の「4大」共変量の1つである。犯罪者仲間は，暴力行為ないし犯罪行動を起こす役割モデルの好機を与え，そうした行動を強化し，反社会的価値観と態度の獲得を助長する（Gendreau, Little et al., 1996）。犯罪者仲間との同盟と暴力的再犯ないし再犯全般との結びつきを，研究は立証した。例えばGendreau, Littleら（1996）は犯罪者仲間と再犯の重要な関係を入手した（重みづけ平均$r = .21$）。Gendreau, GogginとLaw（1997）のメタ分析から，反社会的仲間と施設内暴力行為の有意な予測因子との密接な関連が同定された。さらにBonta, LaPrairieとWallace-Capretta（1997）は，「マニトバ・リスク要求尺度」（MRNS；Bonta, Parkinson, Pang, Barkwell, & Wallace-Capretta, 1994）得点が示すように，非先住民犯罪者と先住民犯罪者3群にわたる再犯全般の重要な予測因子が犯罪者仲間との同盟であることを見いだした。非行少年での将来の犯行予測のために『監督レベル尺度：青少年版』（LSI-YO；Hoge & Andrews, 1994）の能力を検討するなかで，Hoge, AndrewsとLescheid（1996）は有害の仲間関係と再犯性の有意な関係を見いだした。

　Lang, Holden, Langevin, PugeとWu（1987）は，帰属集団の相対的予測能力を決定するための一連のパーソナリティ測定基準や人口統計学的変数，犯罪歴について，殺人犯，暴行犯，強盗犯と暴力行為を伴わない犯罪者という刑務所収容者4群で比較を行った。暴行犯と強盗犯は暴力行為を伴わない犯罪者と殺人犯より，触法問題を起こした近親者が有意に多い傾向があった。同様に，無作為抽出した非行少年100名のサンプルで，GrenierとRoundtree（1987）は，非行者の同胞や友人は，十分に定着した一連の予測変数より若年犯罪者の再犯の分散（65％）を説明してくれることを見いだした。

　若年犯罪者のリスク文献も，暴力団への所属と続発性の暴力行為や犯罪性全般に対するリスク増加との強固な関係を示している。例えば，KatsiyannisとArchwamety（1997）は，あらゆる将来的リスク変数について若年累犯者147名のサンプルと147名の非累犯者サンプルと比較した。これら予測因子の中で少年累犯者は非累犯者よりも暴力団にかかわっている傾向が有意に高かった。

96名の累犯非行女性と142名の非累犯のそれに関するその後の研究で，Katsiyannisと Archwametyは，累犯者は非累犯者より暴力団に加盟している傾向が有意に高いことを見いだした。TollettとBenda（1999）も，直近の犯行当時，暴力団にかかわっているか他の仲間がいるようなアーカンソーの少年犯罪者では，暴力団との関与の既往歴のない者ないしは以前の犯行が単独犯であった者より新たな犯行を犯す可能性が2倍以上高いことを見いだした。11,023名の中学生サンプルで，Dukes, MartinezとStein（1997）は，暴力団に属している少年は暴力団に属していない少年より，いくつかの高リスク行動──非合法ドラッグの使用，武器の所持，非行といったもの──の報告割合が高いことを見いだした。HarperとRobinson（1999）は，アフリカ系アメリカ人女性でも同様の傾向を見いだし，暴力団員も，武器の所持やこの1年間取っ組み合いをしたこと，殺意をもって他人を襲ったことがあることといった高リスク暴力行為のリスクが上昇しているとしていた。

Cottle, LeeとHeilbrun（2001）は，最近の若年犯罪者の再犯研究28件のメタ分析を行った。その研究では，暴力行為を伴う再犯と再犯全般を判別することはできなかった。衝動的で攻撃的パーソナリティ様式（$r=.31$），非行仲間（$r=.20$），物質乱用（$r=.15$）といった動的予測因子は有意に再犯と関連があった。

6つの英国刑務所を通して，暴力行為を伴う囚人（$n=190$）と暴力行為を伴わない（$n=61$）囚人でLSI-R（Andrews & Bonta, 1995）得点を比較した。暴力行為を伴う犯罪者は，「教育／就労」，「仲間」，「アルコールと薬物問題」（Hollin & Palmer, 2003）といったいくつかのLSI-R尺度で有意に高い得点をとった。

最後に，性犯罪者の中には，性犯罪者仲間のネットワーク（例えば，小児売春組織，輪姦）に加盟している者がいるかもしれず，そうしたネットワークは犯罪者の性犯罪累犯リスクを一層悪化させうるという実証的エビデンスがある。例えば，HansonとScott（1996）は，126名の起訴／有罪判決性犯罪者仲間のネットワーク，57名の性犯罪を伴わない犯罪者，119名の社会一般人に問い合わせを行った。犯罪者ではない対照群に関して，性犯罪者は他の性犯罪者と社会的かかわりをもつ傾向が高かった。性犯罪を犯すことと同種の犯行を遂

行する他の人々を知っていることに有意な関連性が見いだされた。回帰分析から，小児わいせつは他の小児わいせつ犯を知っていること（$f=.41$）と有意に関連していること，および強姦行為は他の強姦犯を知っていることと有意な関連があること（$f=.21$）がわかった。

　反社会的態度と行動の社会支援と仲間支援は，全体の治療処遇環境に大きな影響をもちうる大変重要な犯罪生成因子である。介入の目的は，施設の内外両方で，定着した犯罪者ネットワークと反社会的ネットワークおよび暴力団といった仲間集団から犯罪者を引き離す（Howells, 1989参照）よう促すことと，より社会親和的仲間集団とのつながりを促進することである。同盟と友人の選択は，その人の態度と価値観をしばしば反映している。このことは，なぜ犯罪者仲間とのつながりが反社会的行為の重要な予測因子となるのかを説明する際役立つ。施設内治療処遇プログラムでは，犯罪者の友人や同盟の選択は職員が利用できる数少ない簡単にみてわかる行動の１つである。彼の選択の背後にある動機を，職員は治療処遇戦略として利用することができる。明らかに，施設環境内では犯罪者仲間のすべてが，犯罪行為の既往歴をもっている。しかし暴力傾向，性格特性の高さ，施設内できわめて協調性を欠く人物（「悪党」や「ごろつき」）との引き離しは治療処遇目的となるべきである。友人や同盟の選択のプラス方向の変化は，犯罪者の治療処遇における進歩と同じ歩調をとげるであろう。ソシオグラムの助けを借りて，犯罪者の選択をもっと体系的に検討すべきである（Wolfram & Fasold, 1997参照）。

介　入

　介入法については，第４章の「プラスの治療処遇文化を推進するためのガイドライン」と本章の後述「地域社会における反社会的仲間，ネットワーク，サブカルチャー」で論じる。

機能的でない態度・行動および暴力行為との関連性

　犯罪親和的態度と価値観は，今後の暴力行為と犯罪性全般の予測に役立つことが示されている。例えば，暴力行為を伴う再犯を行う犯罪者は再犯しない者より，犯罪親和的価値観を信奉し，慣例的に好ましくない態度をとる傾向が高

いことを Harris, Rice と Quinsey（1993）は見いだした。施設内違法行為のうち攻撃的なものと非攻撃的なものの相関を調査した研究39件のメタ分析で，Gendreau ら（1997）は反社会的態度が施設内違法行為（暴力行為を伴うものと伴わないもの両方）を有意に予測することを見いだした。

　性犯罪者サンプルでの犯罪者的態度の予測妥当性に関する最近のプロスペクティブ研究で，「犯罪者感情尺度」（Andrews & Wormith, 1984）で3年間追跡後，暴力行為を伴う再犯および伴わない再犯は予測できるが，性犯罪の再犯はできなかった（Witte, DiPlacido, Gu, & Wong, 2006）。さらに，精神障害犯罪者サンプルにおける脱走と再犯の直近の経歴を調査する研究で Quinsey, Coleman, Jones と Altrows（1997）は，暴力行為を伴う累犯者が，条件適合させた精神科対照群より「動的反社会性」（例えば，罪悪感・良心の呵責の欠如，反社会的態度，非現実的釈放計画）と名づけられた要因の評定がかなり高いことを見いだした。受刑者51名のサンプル（その92％が暴力的あるいは半暴力的犯罪指標をもつ）で，Welsh と Gordon（1991）は，怒りを挑発するような仮定的シナリオに反応して攻撃的行動をとろうとすることは，攻撃的態度と結果としての暴力行為の関係を媒介することを見いだした。

　中等度保安連邦刑務所のサイコパシー受刑者（$n=36$）とサイコパシーでない者（$n=285$）を『犯罪者感情尺度：修正版』（Simourd 1997）──これは犯罪者の態度の自己申告式尺度基準である（Simourd & Hoge 2000）──で比較した。サイコパスは高得点であることがわかり，これは犯罪者的態度や価値観が一層はなはだしいことを示している。

　『犯罪者感情尺度：改訂版』の因子分析研究（Simourd, 1997）で，4つすべてを合成した構成概念（敵対する法律信仰，全般的犯罪者感情，犯罪者のサブカルチャー信仰，犯罪者の自己概念）は，暴力行為を伴う再犯と再犯全般の指標と相関性があった。個人的意見にもとづく暴力行為を伴う再逮捕の予測因子には，「犯罪者感情全般」（$r=.22$）と犯罪者のサブカルチャー信仰（$r=.22$；Simourd & Olver, 2002）が含まれていた。

　『サービスレベル調査票：オンタリオ版』（LSI-OR；Girard & Wormith, 2004）を用いて，31か月を超え追跡された受刑者630名（454名が拘留中，176名が地域社会在中）のサンプルを評定するのに用いた。暴力行為を伴う再犯と

最も強い相関を示したのは反社会的パターン（r=.24）と犯罪親和的態度（r=.22），物質乱用（r=.18；Girard & Wormith, 2004）であった。

介　入

　以下の介入は，犯罪者の態度と機能的でない行動を社会親和的態度と行動とに置き換えることが目的である。開放的で率直なコミュニケーション，人を操らない・威嚇しない・脅迫しない，攻撃に代わって主張的行動の使用，問題解決と葛藤解決スキルの使用。

　暴露と犯行サイクル集団　犯罪者が自分自身の情報を暴露し，犯行サイクルを検討するグループ面接では，犯罪的態度や他の機能的でない態度を，特に暴力行為との関連に関して，明らかにし，検討する。職員と他の犯罪者が機能的でない態度を指摘する。社会親和的・反社会的態度と行動の費用と便益の分析を行う。代わりの社会親和的態度を再犯防止計画に統合する目論見がなされている。開放的で，率直で，社会的に適切なコミュニケーションスキルを奨励し，実践する。怒り，威嚇，欺瞞，合理化やその他機能的でない行動に立ち向かう。社会的強化を通じた建設的対人行動の形成は，こうした集団の重要かつプラス方向の副産物である。一緒になって，反社会的な仲間・態度・行動の影響といったさまざまな犯罪生成因子の相互連結に注目するのに，こうした集団はいい場となる（Ross, Fabiano, & Ross, 1988）。

　態度検討モジュール　このモジュールは，態度の形成のされ方やそれがいかに行動にプラスないしマイナス方向に影響するか，犯罪者が理解するのに役立つよう考案されている（McWilliams & Wong, 1997）。犯罪者は，自分の態度（例えば，反権力，反社会的感情）の自分の行動への影響を認識するようになる。彼らはスキル——思考停止あるいは知覚チェック——を身につける必要がある。これは，発生時にそうした知覚や態度に対処するためである（Horton & Johnson, 1977；Kolko & Milan, 1983参照）。このモジュールには，プラスの社会親和的態度を促進するグループ活動も含まれている。

　メタ認知と認識的認知　犯罪者は，自分たちの思考プロセスと内容を批判的に検討するよう教育される。彼らは，思考を監視し，思考を変更するために認知スキルと戦略を用い，いろいろな態度の選択肢から選択することを教わる

（Kitchener, 1983；Ross, Fabiano, & Diemer-Ewles, 1988；van Dieten, Graham, & Walker, 1996参照）。

自己コントロールトレーニング　犯罪者はしばしば情報を誤って知覚したり，脅されたり挑発されたと感じたり，結果を考えるのに時間をかける以前に状況に実りのない反応をする。こうしたタイプの衝動的行動は，攻撃的ないし暴力的爆発にさえ至ることがある（Stewart & Rowe, 2001）。犯罪者は，より優れた自己コントロールスキルと反応を起こす前に適切な自己主張や知覚チェックを利用することを教えられる。上記特性を数多く含む自己コントロール手法の1つが自己教育トレーニングである（Meichenbaum, 1977；Epstein & Peterson, 1973；Ross, Fabiano, & Ross, 1988；Snyder & White, 1979も参照）。

社会—対人関係スキルトレーニング　多くの犯罪者が自分の要求を満たすため，攻撃を利用する。これは社会的に適切なスキルをもたないためである。彼らは，ロールプレイ，モデリング，指導つき演習，行動リハーサル，実行フィードバック，適切な行動の強化を通じて，さまざまな社会的に適切な対人関係スキルを教わる（Goldstein, 1981, 1986；Goldstein & Keller, 1987；Feindler, Ecton, Kingsley, & Dubey, 1986；McGuire & Priestley, 1995参照）。

機能的でない情動と情動コントロールの欠如

暴力行為を伴う犯罪者は，伴わない犯罪者より怒りをわずかしかコントロールしない，またマイナス感情の処置の誤りが暴力行為の可能性を高めうるというエビデンスはかなりある。例えばSelby（1984）は，過去の行動・当該犯罪・施設内行為にもとづき暴力行為を伴う集団と伴わない集団に2分された受刑者100名のサンプルに，怒りと敵意の自己申告式測定尺度を実施した。暴力行為を伴わない受刑者に比べ，暴力行為を伴う受刑者は「ノバコ怒り尺度」（NAS；Novaco, 1994）と敵意（Buss-Durkee Hostility Inventory；Buss & Durkee, 1975）の得点が有意に高かった。さらに，NASの25項目にもとづく判別分析で，事前に選ばれた暴力行為を伴う犯罪者と伴わない犯罪者の90％が正確に分類された。加えて，施設内暴力行為のリスク因子をつきとめるために構造方程式モデリングを用いてWangとDiamond（1999）は，怒りと反社会性パーソナリティ（自己申告式調査票で測定）が施設内の身体的攻撃および言語

的攻撃と強い関連性を示すことを見いだした。

　ZambleとQuinsey（1997）の大規模犯罪者再犯研究では，累犯者が非累犯者より，支配的情動状態として強い不快感（例えば，怒りや絶望，挫折感）を報告していることがわかった（それぞれ77.2％と41.7％）。さらに，非累犯者は累犯者より支配的情動状態としてプラスの感情を報告する者が有意に多かった（それぞれ58.3％と17.9％）。累犯者は，多次元怒り目録（MAI；Siegel, 1986）で測定した怒りとそのいろいろな側面（怒りの喚起，表現，敵意と内在化された怒りなど）のレベルも高くなっていた。さらに，彼らの再犯前48時間以内に，累犯者は非累犯者集団より6倍高い不快感を報告していた。累犯者をさらに暴行犯・強盗犯・財産犯集団に分けると，暴行犯は唯一最強の感情状態として怒りを報告する傾向が非常に高かった。この不快感は，3群とも再犯前30日に最も高かったが，再犯日48時間前で群間差が特に明白であった。

　Novaco（1994）は，生産性のない表れ方をする激しい怒りと暴力行為の関係を長い間論じてきた。例えば，3,500名を超える精神科入院患者のサンプルで，怒りの評定指標（Novaco）の高得点が，身体的暴行の発生増大と比例していた。暴行の基準割合は，怒り評価の高い患者（28.5％）では評価の低い者（3.8％）より相当高くなっていた。怒りの評定のレトロスペクティブ研究で，精神科入院患者サンプルで以前の暴力行為を伴う有罪判決数と怒りの認知・興奮・行動上の成分，さらに敵意と怒りの持続を測定する指標はすべて有意な相関を示した（$rs = .30 \sim .37$）。

　最後に，出所後20週間以上追跡して暴力行為の予測因子を決定するため，900名を超える精神疾患患者サンプルで5つのさまざまな予測モデルを組み合わせて反復分類ツリー法を用いた（Banks et al., 2004）。有意な動的個別暴力行為予測因子（106個の予測因子プールから）には，怒り反応（ROC = .78），アルコール乱用診断（ROC = .76），薬物乱用診断（ROC = .74）が含まれていた。

　情動コントロールは，任意の情動（例えば，怒り，憤懣，嫉妬）を調整することができないことと暴力行為の間の結びつきに焦点を当てている。これはサイコパスにとって重要な構成要素かもしれないし，そうでないかもしれない。それは，彼らの暴力行為と攻撃性がどの程度反応性ではなく手段であるかによっている。この構成要素は，通常暴力行為を伴うサイコパシーでない犯罪者に

は非常に重要である。

介　入

「成人の怒りの障害」(Tafrate, 1995) 向け治療処遇のメタ分析評価から，多くの有効な治療法が示唆されている。自己教育トレーニングといった認知療法 (Hazaleus & Deffenbacher, 1986; Moon & Eisler, 1983; Novaco, 1975)，ベック認知療法 (Whiteman, Fanshel, & Grundy, 1987)，そして理性－感情に訴える行動療法向けの限られた支援（例えば，Lyons & Woods, 1991）。筋肉弛緩法のようなリラックスを基本とした治療法 (Davison, Williams, Nezami, Bice, & DeQuattro, 1991) と系統的脱感作 (Evans, Hearn, & Saklofske, 1973; Rimm, deGroot, Boord, Heiman, & Dillow, 1971) も効果があることがわかっている。社会的スキルと主張訓練法といったスキルトレーニング療法 (Deffenbacher, Story, Stark, Hogg, & Brandon, 1987; Moon & Eisler, 1983) と問題解決スキル (Deffenbacher, Thwaites, Wallace, & Oetting, 1994; Moon & Eisler, 1983) も経験的支持を得ている。多成分療法 (Novaco, 1975; Stermac, 1987) ——例えば，自己教育トレーニングプラス系統的脱感作——は，単一テクニックと同様効果がないことがわかっている (Tafrate, 1995)。これは，おそらく多元的テクニックが，知らず知らず単一テクニックにはめ込まれてしまっているからであろう。カタルシス療法——つまり実体ないし空想の対象に怒りを吐き出すこと（例えば，袋をパンチする，あるいは叫ぶ）——は，実のところ怒りのレベルを増大させうる点に注意を要する (Berkowitz, 1970; Warren & Kurlychek, 1981)。「怒りと情動管理プログラム」といった情動管理介入法 (Dowden, Blanchette, & Serin, 1999) も，適切な介入戦略である (Cullen, 1992; Feindler & Ecton, 1986; Feindler & Guttman, 1994参照)。怒りの問題は，ストレスマネージメント問題とも関連している。ストレス下では，犯罪者はしばしば情動的に興奮しやすくなり，知覚されたいくつかの煽動因子に対する暴力行為が続いて爆発するかもしれない。ストレスマネージメントトレーニングは不可欠である（例えば，ストレス感作トレーニング；Meichenbaum, 1985）。

自分の行動の責任をとれないこと

サイコパスは問題に対して他人を攻め，暴力行為を外部要因のせいにする傾向がある。彼らは自分を略奪者というより被害者とみなしており，自己中心的要求を満たすために環境を操作し続ける。この領域は PCL-R でとりあげられている（Hare, 1991, 2003）。

介 入

犯罪となる一連の出来事や日々の行動サイクルといったサイコパスの犯行サイクルの詳細な分析から，道すがらなされる多くの選択が明確に実証されうる。誤った選択は，ついには暴力行為を促進する。仲間からのプラスのプレッシャーと職員や他の犯罪者によるフィードバックを利用するグループ形式で分析を行うことができる。犯行サイクルと結びつくプラスの社会からのプレッシャーは暴力行為への個人的責任を犯罪者に確信させるのに役立つはずである。加えて，急に再発を促進し，犯罪者の別の行動管理戦略の探索を奨励する重要な誘発因子が分析で注目されるだろう。犯罪者は，治療処遇中に犯行前・犯行当時・犯行後の期間に誘発因子とリスク因子を詳述する犯行サイクルを書き上げねばならないだろう。

物 質 乱 用

種々の精神活性物質（例えば，アルコール）の乱用は暴力行為を伴う再犯と再犯全般のリスクの上昇と結びついている（Murdoch, Pihl, & Ross, 1990；Dembo, Williams, Getreu, & Genung, 1991；Niarhos & Routh, 1992；Gendreau, Little et al., 1996；Zamble & Quinsey, 1997；Bonta, Law, & Hanson, 1998）。例えば，非累犯者と比べ，暴力行為を伴う累犯者はアルコール乱用の測定基準が高得点であり，アルコールは犯行の要因として入る傾向が高い（Harris et al., 1993）。Grosz, Lipschitz, Eldar と Finkelstein（1994）も，攻撃的行動の既往歴をもつ入院中の少年は，暴力行為を伴わない少年より物質乱用が有意に高率であることを見いだした。『サービスレベル調査票』（LSI；Andrew, 1982）を用いた Loza と Simourd（1994）は，暴力行為を伴う犯罪者は伴わない犯罪

者より重篤なアルコール乱用と薬物乱用問題があると評価されるとの結果を得た。同様に，アルコール乱用と薬物乱用が先住民でない犯罪者および3つの先住民犯罪者集団では再犯全般の重要な予測因子であることをBontaら（1997）は見いだした。最後に物質乱用の診断は精神科入院患者サンプルにおける暴力行為を伴う犯罪による逮捕回数の重要な予測因子であることをKlassenとO'Connor（1988）は見いだした。

　Murdochら（1990）は広範な文献レビューを行って，アルコール使用と暴力行為を伴う犯罪の首尾一貫した関係を発見した。暴力行為を伴う犯罪者は伴わない犯罪者より，犯行当時酩酊傾向が有意に高かった。

　データの再分析から，暴力行為を伴う犯行（例えば，殺人，暴行）当時アルコール酩酊が過剰に指摘されていることがわかった。彼らのレビューからMurdochらは，殺人と暴行のおよそ50％で理不尽な攻撃者は大量飲酒をして，攻撃者と被害者両方が飲酒していた場合，特に暴力行為が起こる可能性が高いと結論した。その上，結果となる被害者の重症度と窮地を強化するのにも酒は役立つ。

　「カリフォルニア青年局」（Ge, Donnellan, & Wenk, 2001）により処罰された大規模青少年サンプル（$N=4,146$）を20年間追跡調査し，長期犯罪行動を検討した。長期不法行為の予測因子は21歳，25歳，31歳時に検討した。若年に始まる飲酒問題の既往歴は，3つすべての追跡時点で持続的不法行為の有意な予測因子であった。

　ZambleとQuinsey（1997）は累犯者は非累犯者比較サンプルより，物質乱用問題の経験が有意に多いこと見いだした。物質乱用の測定基準が高得点の累犯者は逮捕前に飲酒している傾向が高く，毎日のように大量飲酒していた。累犯者の半数以上が犯行前に相当量の飲酒をしており，大多数が乱用レベルであった（すなわち平均6杯）。さまざまな不法行為の再犯集団（例えば，暴行，強盗，財産犯）間のさらなる比較も明らかにしている。暴行犯は，強盗犯や財産犯より，アルコールの影響下で対人暴力が増加する傾向が高かった。彼らは平均して1日あたりのアルコール摂取量が高く，犯行前24時間以内に乱用レベルで大量飲酒している傾向が高かった。本章の「機能的でない情動と情動コントロールの欠如」の項で論じたBanksら（2004）および本章の「反社会的態

度や行動の社会支援と仲間の支援」で論じたCottleら（2001）も参照いただきたい。

　物質乱用は主たる犯罪生成因子である。目的は，化学物質依存を減らすかなくすことである。サイコパスにとってそれは物質乱用に最も強く関連する障害の社会的逸脱因子である（PCL-Rの第2因子で測定；第1章の「サイコパスの評価」参照）（Hare, 2003；Hemphill, Hart, & Hare, 1994）。さらにこれは，サイコパシーでない犯罪者に効果のある治療処遇と介入法はサイコパスにも同等に効果があるはずであると示唆している。

介　入

　物質使用を減らすか（理想的には）なくすことが介入目的なので，物質使用と暴力行為の結合を厳しくみる。物質使用の既存モデルと関連した介入は，道徳モデル・疾病モデル・有害性縮小モデル（Marlatt, 1998）からなる。道徳モデルは，物質使用は悪であるか処罰に相当する犯罪であると断定する。関連した「介入」はアメリカ合衆国の「薬物との戦い」，すなわち供給縮小アプローチ（Weingardt & Marlatt, 1998も参照）の典型である。疾病モデルは，物質乱用を治療処遇とリハビリ（使用削減アプローチ）を必要とする生物学的／遺伝疾患とみなす。有害性縮小モデルは，完全禁欲だけを許容目標（後2つのモデルが主張する）と主張せずに，望ましい結果として嗜癖行動の有害な影響を軽減することを主張する。

　有害性縮小モデルには，特に認知行動療法があう。それは両者の焦点が，学習原則，習慣の変更とコーピングスキルトレーニングの連続性モデルにもとづく行動変化にあるからである（Marlatt, 1998, p.61）。「超理論的変化モデル」（Prochaska et al., 1992）と動機づけ面接テクニック（Miller & Rollnick, 1991）両者とも，犯罪者の治療処遇の容易さレベルを配慮でき，有害性縮小の原理（Marlatt, 1998, p.62）と両立しうる介入を主張している。

　物質使用を減らすかなくすかするために用いられる治療処遇アプローチが何であろうと，明白な有効性があるに違いない。また地域および施設の要求に非常にふさわしいに違いない。

作業倫理，雇用条件にかなったスキル，適切な余暇活動などの欠如

　寄生的生活様式を送ることや合法的仕事をけなすこと，自分の生計を立てる経済的手段として暴力行為を用いることを好む犯罪者は，将来の暴力行為に対するリスクが高い。短期間の就労ないし頻繁な無職は，将来の暴力行為に結びつく。いくつかの研究は，暴力行為を繰り返す犯罪者は繰り返さない者より就労期間が有意に短いことを示していた（Harris et al., 1993；Villeneueve & Quinsey, 1995；Zamble & Quinsey, 1997）。Klassen と O'Connor（1988）も，重要とみなされない仕事や1年以上の失業状態，前年の失業体験といった雇用関連変数すべてが，統合失調症犯罪者でも統合失調症でない犯罪者でも，その後の暴力行為の予測因子であることを見いだした。さらに Bonta ら（1997）は，非アボリジニーの犯罪者と混血の犯罪者では就労困難が再犯全般の予測因子であることを見いだした。その後 Bonta ら（1998）は，就労困難が精神障害犯罪者における将来の暴力行為を予測できることも見いだした。Gendreau, Little ら（1996）は，社会的達成の欠如（例えば，教育，仕事，経済面）が，暴力行為を伴うおよび伴わない施設内違反行為，さらに再犯と有意に関連していることを見いだした。Ventura, Cassel, Jacoby と Huang（1998）は，地域社会に釈放された精神障害犯罪者のサンプルで，刑務所への入所前の無職と暴力行為を伴う再犯性とに有意な関係を認めた。

　Gendreau, Goggin と Gray（2000）は，就労と再犯性の間の結びつきを調査するため67件の研究のメタ分析を行った。全体に，就労領域の変数は再犯性の有意な予測因子であった（$r=.13$）。特定の就労予測因子には，LSI-R で評価された「教育／就労」変数（Andrews & Bonta, 1995；$r=.26$），釈放時就労要求（例えば，計画の欠如；$r=.15$），貧弱な職歴（$r=.14$）が含まれていた。

　さらに162名の司法精神科患者の6年間の追跡調査は，司法精神科通院医療機関を通じて評価した。Menzies と Webster（1995）は，失業がこの先の暴力行為の最強の社会人口統計学的予測因子の1つであることを見いだした。逮捕時無職の患者は，就労中の対照群より，精神科場面で暴力的に振る舞う傾向とさまざまな状況（例えば，地域社会，病院，施設）にわたり暴力事件全体が数多くたまる傾向が高かった。適切な仕事のスキルがなく，余暇時間の管理が

悪いため，犯罪者は古い習性と知人へといつしか引き込まれることになる。しかし原因と影響のもつれをとくのは難しいかもしれない。例えば仕事のスキルの欠如は，犯罪行動性癖の一因なのか，この性癖の結果なのか？ スキルトレーニングはサイコパスにおいて犯罪性を減らすことにはならないかもしれない。Hare ら（2000）は，英国の犯罪者向けの教育・職業訓練と釈放後再犯率の低下とは，PCL-R 得点25未満の犯罪者では関連しているが，PCL-R 得点25以上の犯罪者では関連しなかった。

介　入

社会親和的スキルの欠如が犯罪寄与因子であるなら，介入の目的は，非機能的で反社会的な活動に変わるものとして，犯罪者が適切な社会親和的生活スキルを開発し利用する手助けをすることになる（例えば，職業の，レクリエーションの，余暇の）。職員は，いろいろなタイプの仕事と釣り合う強さを判別する手助けができる。

職業療法，レクリエーション療法　犯罪者は，作業療法士とレクリエーション療法士の指南の元，生活スキルと健康的余暇活動やレクリエーション活動を学ぶための機会の提供を受けられる。

教育面・職業面の向上　犯罪者の読み書きレベルの最初の評価後，適切な教育面・職業面を施設内ないし通信教育プログラムを通じて向上させることができる。

社会親和的生活の選択肢　プログラム参加者は，生活全般と地域社会の要求に合う社会親和的（暴力行為を伴わない）選択肢をできるだけ多く産出させるよう促されるべきである。こうして，再発防止計画への服従が自動的に社会的孤立に導くのではない。

地域社会における反社会的仲間，ネットワーク，サブカルチャー

この犯罪生成因子は犯罪者仲間との関係および地域社会の犯罪サブカルチャーへのかかわりを含んでいる。犯罪者の生活様式を導くこと，暴力団や組織的犯罪活動の一味になること，ドラッグ密輸は好例である。多くのサイコパスとその他のおおいに罪を犯した犯罪者がもつ友人は，ほとんどが犯罪者であ

り，「堅物」はほとんどいない。同じ友人集団に返り咲く誘惑に打ち克つには，多くの犯罪者にとって努力がいる。もっと社会親和的集団（例えば，地域社会支援グループ，社会親和的友人，家族内での仲間）とのつながりを確立することで，犯罪者仲間とそれと結びつく犯罪者的生活様式が分離されねばならない。

不適切ないし実在しない地域社会支援は，犯罪者の社会への再統合の成功を蝕み，不法行為の再発傾向を上昇させるのに役立つこともありうる。厳密な意味での，地域社会支援の欠如ないし不足いずれかを反映したいくつかの変数も，将来の暴力行為の予測に役立つことがわかっている。暴力行為を伴う再犯と独身者に関する文献では，きわめて強固で重要な関係がみられている (Harris et al., 1993; Rice & Harris, 1996; Bonta et al., 1998)。例えば Rice と Harris は，入院中の放火犯サンプルで，「婚姻歴なし」が放火・暴力行為を伴う犯罪・非暴力的犯罪をその後の実行の有意な予測因子であることを見いだした。家族への不満，妻や恋人と別居，家族との口論，がっかりさせていると感じることといった家族の不和を反映するいくつかの変数で暴力行為を予測できることを Klassen と O'Connor (1988) も見いだした。

拘束を解かれた執行猶予者35名のサンプルで，刑務所から地域社会生活への移転を McMurray (1993) は検討した。釈放後まもなく，彼らは地域社会生活への適応が将来的に難しいと評定された。仮釈放を許可された人々の5名 (13.5%) が再犯を犯した。好結果の仮釈放を許可された人々に比べ，彼らはひどい経済的問題を経験し（すなわちわずかな貯金で釈放），加えて問題の数が多い（例えば，ドラッグ，個人的問題，差別）。さらに, Strand, Belfrage, Fransson と Levander (1999) の HCR-20妥当性研究では，地域社会支援の欠如（すなわち個人的支援の欠如，心理社会的ストレス）と関連する一部の「リスク」変数で，暴力行為を伴う再犯を予測できた。精神障害のカナダ人犯罪者162名の6年間追跡調査で Menzies と Webster (1995) は，地域社会における暴力行為と環境支援の欠如の間に有意な関係を見いだした。

最後に刑事上の累犯者は，地域社会にうまく再統合された者より，地域社会支援のいくつかの指標で得点が悪いことを Zamble と Quinsey (1997) は見いだした。非累犯者に比べ累犯者は，逮捕前は核家族生活傾向が有意に低く，家

族活動に没頭した時間をほとんど過ごさず，就労可能性は低く，政府の給付金を受けている可能性は低く，社会的に孤立し，非合法活動の収益で食べている傾向が強かった。累犯者は，自分の生活の質全体を非累犯者より低いと評価してもいた。さらに累犯者および非累犯者集団の両方が遭遇する問題の本質の精査から，累犯者は物質乱用・金銭と財政・配偶者と家族・住居ないし生活状況，仲間，身体および情動面の健康，型にはまらない時間の深刻な問題を体験することもわかった。

　暴力行為を伴って再犯を起こすリスクがきわめて高いのは，過去に暴力行為に陥らせたまさにその状況（すなわち高リスク状況）に釈放されて戻る犯罪者，あるいはそうした状況に埋没する欲求ないし意図を少なくとも示す犯罪者だというのは驚くにあたらない（Webster, Douglas, Eaves, & Hart, 1997a）。高リスク行動の管理のための完全な再発防止アプローチは，高リスク状況の回避にもとづく（Marlatt & Gordon, 1985 ; Laws, 1989）。例えば，Strandら（1999）のHCR-20のレトロスペクティブ評価から，実行できない釈放計画と不安定要因への暴露は，反復性の暴力行為を伴う不法行為の有意な予測因子であることがわかった。

介　入

地域社会および家族とのプラスのきずなの推進　支持的家族との結びつきや地域社会での合法的社会支援サービスの再建への願いは，健全な目標だが，サイコパスは家族支援の点からみると背水の陣をしいているかもしれない。犯罪者は家族および地域社会との結びつきを再建するよう促されるかもしれない一方，プログラム実行職員はサイコパスの家族が再被害に遭うリスクがあるかもしれないことを認識すべきである。家族の人々は，できればプログラム実行職員と犯罪者両者から，個人と再びかかわりあうことの潜在的リスクについてはっきり情報提供を受けるべきである。犯罪者は支援集団のメンバーと再発防止計画を共有すべきである。高リスク要因，悪化の兆候，犯罪者が自分の行動を管理するのに利用できるさまざまな介入戦略について直接に情報を，支援集団は得るであろう。犯罪者が支援集団に自分の計画をどの程度明確にしたいと思うかが，意欲の持続や変化への献身のよき指標となりうる。

収容中の暴力団員の治療処遇　暴力団員（$n=40$）の治療処遇結果を未治療の暴力団対照群と比較した（DiPlacide, Simon, Witte, Gu, & Wong, 2004）。治療処遇は，高リスク犯罪者の治療処遇向けに考案されたリスク－要求－反応性原則に従う（Andrews & Bonta, 2003）高度集中型認知行動プログラムからなる。集団は，地域社会への釈放後24か月間追跡された。治療された暴力団員の方が未治療の対照群に比べ，追跡で暴力行為を伴う再犯が有意に少数であった。治療された暴力団員は未治療の暴力団員対照群より，治療処遇後の主たる施設内規律違反率が有意に低下した。治療処遇を受けた暴力団員は未治療処遇の対照群より，治療後暴力行為を伴う再犯をしても，判決は有意に短期であった（すなわち重大犯罪をわずかしか犯さない）。リスク－要求－反応性原則に従った適切な矯正治療処遇は，刑務所内でも地域社会でも暴力団員の暴力行為を減少させることができるという結果が示された。

地域社会支援集団を探し出し，援助を受けるよう犯罪者に教える　犯罪者は公共一般および彼個人に利用可能な地域社会支援サービスと社会支援サービスを熟知しなければならない。犯罪者は，援助を受けるのに利用できる種々のボランティアや政府のサービスや個々のスポンサーを紹介されるかもしれない。

仮釈放サービスと仮釈放指導官への服従　犯罪者の再発防止計画は，治療処遇プログラムの原理と目的を熟知しているはずの自分の仮釈放指導官と共有されるべきである。犯罪者は自分の仮釈放指導官と密接に取り組むことを求められるべきである（第5章の「諸機関間での調整を伴う継続管理」参照）。

幼児虐待被害者向け任意の治療処遇

上記で明らかにした犯罪生成因子と介入法は決して網羅的ではない。暴力行為に結びつく全要因の適切な評価の情報を，治療処遇に生かすべきである。さらに，治療処遇の全体的目的は暴力行為のリスクを減らすことである。暴力行為に結びつく犯罪生成因子の治療処遇と，治療処遇の進歩を促す反応性因子の治療処遇は最優先させねばならない。幼児期の虐待の推定上の後遺症向け介入は，一部の刑事司法組織において顕著になってきている。犯罪者の幼児期の虐待体験への反応が暴力行為や犯罪行為の直接的ないし間接的原因である場合，それは犯罪生成因子であり，リスクを減らすべく対処されねばならない。そう

した結びつきは示されていないが犯罪者はその体験から苦しんでおり（例えば，うつ病にかかっている），暴力行為向け治療処遇プログラムに参加できない場合，苦悩は反応性因子であり，生ずる暴力行為と犯罪性の治療処遇のために対処されねばならない。しかしその反応性因子の治療処遇は，暴力行為のリスクを減らさないだろう。

　もちろん個人の苦悩を減らすための治療処遇は，それ自体のために着手されるべきであるが，リスク減少のための治療処遇と混同されてはならない。犯罪者の虐待体験への反応が軽度で，暴力行為向け治療処遇の妨げにならず，不相応な個人の苦悩を生み出していない場合，その者を虐待被害者向け治療処遇プログラムに配属するのは，犯罪者の時間あるいは職員資源の適切な利用とはいえないであろう。この場合，虐待被害者の治療処遇は任意であるべき（資源が利用できるなら）であり，もし必要であれば，その者が地域社会へ釈放された後に行うことができる。サイコパスは治療処遇提供者を混乱させるため「側面の問題」を持ち出し，真の問題に焦点を当てさせないようにする傾向がある。彼らの暴力行為の原因は，あいまいで根拠のない幼児期虐待の問題（このため彼らは被害者役割を引き受けられる）より邪悪である。一部のサイコパシー犯罪者は，対処の必要がある本物の幼児期虐待問題を有しており，彼らには適切に対処せねばならない。しかし，この領域でのサイコパスの自己申告の真実性を評価する際は，治療処遇提供者は絶えず警戒を怠ってはならない。

ま　と　め

　効果のある矯正治療処遇向け「調和モデル」（図1.2）で指摘したように，治療内容はサイコパスのリスクと犯罪生成要求をとりあげねばならない。PCL-Rカット値（Hare, 1991, 2003）30が，治療処遇向けに適切な高リスクで暴力行為を伴うサイコパスを選択することが推奨される。なかには，27といったより寛大なカット値（30未満の1測定標準誤差）を適用する方が適切とされる場合もあるかもしれない。暴力行為の直接的ないし間接的原因となる犯罪生成因子は，体系的に評価・同定され（例えば，VRSを用いる；Wong & Gordon, 2001, 2004c），治療処遇プログラムへの相対的重要性に関して評価されねばな

らない。治療処遇は，同定された犯罪生成因子と取り組まねばならない。認知行動学的再発防止アプローチは優先的治療処遇法である。治療処遇は，規範的かつ，利用可能な情報源が許す限り，個人の要求に合わせて変更されねばならない。

第4章
プログラムの伝達

　プログラムの伝達とは，プログラム内容の犯罪者への示し方である。効果のある矯正治療処遇向け「調和モデル」（図1.2）は，その有効性を最大限に発揮するため，犯罪者の反応性特性にあわせてプログラムを伝達する必要があるとしている。サイコパスとその他の治療抵抗性高リスク犯罪者向けの治療処遇にとりわけ重要なのは，(a) 適切な介入を犯罪者の治療処遇の容易さに釣り合わす必要性，(b) 犯罪者との機能的治療処遇同盟の維持，(c) 体系立って，筋道立てて，柔軟なやり方でプログラム全体を伝達することである。他の犯罪者の反応性特性には，知的能力，文化的背景，言語の熟達度などが含まれる。そのすべてがプログラムの伝達に重要な役割を演ずる。

　サイコパスに特異的反応性因子として，感情反応の異常ないし欠損（Hare, 1998b）と目標指向的行動を調整するために状況情報を利用できないこと（Newman, 1997, 1998 ; Newman et al., 1997）の2つが追加される。プログラムは，治療処遇の伝達技術をサイコパスの能力に合わせるためにそうした欠損を考慮に入れねばならない（第2章の「社会情報処理モデル」参照）。

　『サイコパシー治療処遇プログラムのためのガイドライン』では，治療処遇の容易さと変化を概念化し測定するために「超理論的変化モデル」（TM ; Prochaska & DiClemente, 1986 ; Prochaska et al., 1992）を用いる。プログラムの伝達のあらゆる時期を通してすべきことを職員に知らせるために，3相型治療処遇の伝達モデル（Gordon, Wong, Middleton, & Polvi, 2004）を採用している。

治療処遇の容易さと変化の概念化

　治療処遇は変化の一過程である。TMは，変化の過程を通じて進歩する際，

適切な時点で適切な治療処遇をいかに犯罪者に供給できるかを理解するため，および治療処遇変化を評価するための便利な発見的教授法である。このガイドラインは，介入法を変化段階にあわせるためサイコパシーと他の暴力行為を伴う犯罪者において変化過程を概念化するために修正版 TM を用いている。TM 枠組みを用いて，治療処遇職員はさまざまな変化段階でサイコパスが何をしたいか，何ができるかの理解と現実的見込みを明らかにすることもできる。

TM は，アルコール乱用や喫煙，肥満といった嗜癖行動や他の問題行動の治療処遇促進的変更ないしクライエント媒介型（自助的）変更の研究を通じて検証されている。自分の問題行動を変更する者は，前熟考期，熟考期，準備期，実行期，維持期と，一連の段階を通っていくと仮定している。各段階は，特定の犯罪者の行動により特徴づけられる。犯罪者が段階を経て進歩すると，プラスの変化がより安定し，内在化し，維持できるようになる。1 つの段階に効果のある治療処遇介入は，他の段階にある犯罪者に適用すると効果がないかもしれないし，害になることさえあるかもしれない。うまく治療処遇されるまでは，その人はほとんどあるいはすべての段階を何度も循環するかもしれない。再発あるいは段階の循環は，例外というより通例とみなされる（Prochaska et al., 1992）。「変化段階尺度」（SOCS；McConnaughy, Prochaska, & Velicer, 1983）はこうした段階の 4 つ（準備期を除くすべて）を測定するために考案された。最近，男性若年犯罪者にまで尺度の利用が広げられている（Hemphill & Howell, 2000）。

個人の中での総合的変化を概念化するために TM を用いるというより，TM は犯罪生成因子における変化を概念化し監視するのに用いると役立つ。例えば，犯罪者的態度や価値観（犯罪生成因子）は，『サイコパシー治療処遇プログラムのためのガイドライン』を用いる際，修正や変更がなされうる。これは変化段階を経た進行により示唆されている。段階を経た進歩は，犯罪生成因子向け治療処遇における明らかなプラスの進歩を意味している。同様に，他の関連する犯罪生成因子を同じ仕方で評価し監視することができる。まとめてみると，犯罪者の犯罪生成因子の変化（あるいはそれの欠如）は，TM の枠組みの中で概念化され，犯罪者が治療処遇中に経験している変化全般を反映する。

治療処遇の進歩とリスクの減少の測定

　治療処遇の進歩とリスクの減少を評価するためのツールを選択する場合，矯正集団において明白な信頼性と妥当性を伴う動的（可変性）リスク因子を含むものが不可欠である。ツールは，リスクの変化を反映して観察できる行動の変化を測定できねばならない。「暴力行為リスク尺度」（VRS）はこうした目的のために開発された（Wong & Gordon, 2001, 2004c）。

　VRS は暴力行為のリスクを評定し，治療処遇のターゲットと有効範囲を同定し，「超理論的変化モデル」（Prochaska et al., 1992）を用いて治療処遇の変化を定量的に測定する。VRS は 6 つの静的リスク因子と20の動的リスク因子を測定する。治療処遇のターゲットと同定される各動的因子にとって，個人向けの変化の治療前段階（例えば，熟考期）は，治療処遇の開始時 VRS 評価で概略を示される基準にもとづき決定される。治療処遇の終了時，治療処遇中のクライエントの成果にもとづき，同じ因子の変化段階がまた決定され，VRSで概略を示される基準に対して再度測定される。1 つの段階から次への進歩は，治療処遇の改善と相当する量的リスクの減少を反映する。例えば，治療前の熟考期から治療後の実行期への進歩（2 段階進歩）は，「熟考期」から「準備」（1 段階進歩）よりリスクの大きな減少を示している。VRS で用いた「変化段階」モデルにより測定された治療前リスクの合計から20すべての動的因子に対するプラスの変化の合計を引くと治療後リスクが出てくる。

　拘留ないし施設収容された犯罪者の治療処遇に適用するために TM への変更が必要とされる。犯罪者向け治療処遇の進歩と結果の評価は問題の人物だけでなく，世間一般にも影響を及ぼす。多くの場合，釈放の決定は犯罪者の治療処遇プログラムにおける進歩のエビデンスにもとづきなされる。間違った決定は，世間に悲惨な結果をもたらすかもしれない。例えば，治療処遇（家族内暴君の暴力行為プログラムといったもの）を受けている拘留中の犯罪者は，暴力行為をもたらすような類の高リスク状況（例えば，配偶者との関係）にさらされてはならない。女性職員とのかかわりあいといった治療処遇中の代用行動は，変化を測定するのに利用できよう。治療処遇の最終的影響力を評定するた

めに，新たに獲得された行動が，鍵となる種々のリスク状況——これは地域社会への釈放後の犯罪者にのみ利用できるかもしれない——で広く使われているかをみるために，犯罪者の振る舞いを直接観察しなければならない。犯罪者と世間の両者の利益のため，一部の犯罪者向けの適切な監督下での釈放が，最終的治療処遇の影響力を評価するために必要である。この種の状況に配慮するために，TMの修正がなされる。言うまでもなく，「準備期」，「実行期」，「維持期」の基準は，司法精神科集団へ適用するにはより厳密で実際的な意味のあるよう限定せねばならない。

　VRSでは，施設収容された犯罪者ないし投獄された犯罪者に適用できる基準を提供するために，TMのうちの5段階変化の3つを特徴づける行動説明に対し変更がなされた。前熟考期と熟考期の説明は，いくつかの軽い修正以外はおおむね変更はなかった。準備期，実行期，維持期の行動特性は，3次元で説明される。第1次元は行動変化の程度である。つまり，プラスの変化を維持するために個人が利用できるさまざまな行動の選択肢ないし包括性のことである。例えば，怒りと対面した際，段階的縮小のため多くのさまざまな方法を学習した犯罪者は，選択肢を1つしか知らない仲間に比べ，明らかに有利である。第2次元は，時間を超えた変化の安定性である。第3次元は，変化の普遍性である。つまり，過去には問題のあった種々の状況を通じての変化のエビデンスのことである。3段階を説明する一般的特性は以下のとおりである。

1．**準備期**　変化の程度・安定性・普遍性は限られている。過失はきわめて頻繁にあり，変化はしばしば特定状況に限定されている。実際的意味のある変化は，機能全般に関してごく最近のことかもしれず，グループ面談中および／あるいは職員とかかわっている時のように特定の状況下でのみ明らかになるのかもしれない。
2．**実行期**　変化の程度と安定性は実質的なものである。しかし，その者は，先に述べた家族内暴君の例でのように過去には問題のあった鍵となる高リスク状況でまだ検証されていない。
3．**維持期**　変化の程度，安定性，普遍性は実質的なものである。変化は，過去には問題のあった高リスク状況において検証されていない。

変化の5段階の詳細な説明は，次に示す。

前熟考期

　前熟考期に，犯罪者は予見できる将来において自分の行動を変更するつもりはない。この段階にある多くの人は，自分の問題に気づいていないか，完全に拒否している。彼らは否定するか，問題は外的要因にあるとする（例えば，「もっといい弁護士がいてくれさえすれば……」とか，「システムは芯まで腐っている，それもそのはず私は公平な扱いを受けたことがない」）。多くのサイコパスが，治療処遇に入る時この段階にいる。文献から，犯罪者は内省と何らかの治療処遇への責任が欠如しているので，行動指向の介入法（例えば，社会的スキルや怒りや情動管理トレーニングといったスキル拡大介入法）は最低のコンプライアンスしかえられず，憤懣あるいは悪くして破壊行為さえをも発生させるかもしれない。治療同盟と助力関係は必要だが，打ちたて維持するのが難しいだろう。行動指向の介入法を含む治療処遇は職員をいらつかせ，職員の燃え尽きに終わる。犯罪者は治療抵抗性，コンプライアンスなし，意欲なしというラベルを貼られるだろう。職員は犯罪者との支配力の戦いに陥り，強い直面化を用い，抵抗を打破しようとプログラム規則の強引な執行に逆戻りするかもしれない。プログラムからの脱落のほとんど（おそらく多くのサイコパスを含む）は，おそらく治療処遇のこの段階で生じる。それは，その犯罪者の治療処遇レベルが容易に介入できる段階に至っていないためである。すなわち「反応性原則」の違反である（本章の後述「自然減と解放を減らす」も参照）。

　対照的に，熟練した治療者の用いる動機づけ面接テクニック（Miller & Rollnick, 1991）は，動機と治療処遇への関心を増大させうるだろう。そうして犯罪者との作業同盟を高める。このテクニックは治療処遇全体を通して役に立ち，特に犯罪者が変化プロセスのこの段階にいる場合特に重要である。人の犯罪行為の自身および他人へのマイナスの影響（前者はよりサイコパスに適用されよう）の対費用効果を検討させるような活動は役に立つ。その上，フィードバックは，プラスの維持された変化を遂げた犯罪者からの実際的な助言とあわせて有効な戦略となりえよう。他人が治療処遇活動にどのように参加するかを観察することで，治療処遇のプラス面を犯罪者が人の身になって学習できるようになるかもしれない。熟考前段階のサイコパスを強制的ないし早まって積極

的治療処遇に投入することは賢明ではないし，非生産的といえよう。

熟 考 期

「熟考期」にいる者ないし変化を遂げる決断をしていない者は，問題が存在することに気づいており，それを克服することを真剣に考えているが，関連する行動の変化をまだ遂げていない。この治療処遇段階で多くのサイコパスが見つかり，長い時間この段階を続けているかもしれない。たいてい，彼らの説得力のある言葉のうわべは，誠実さと治療処遇に対する責任の実証と誤解されかねない。特に，実際「物事をきちんと実行して」いるか否かしばしば立証しがたい外来場面ではそうである。さらに，行動指向の介入は非生産的な傾向がある。前熟考期向けに提案された介入法に加えて，効果をもたらしてくれるのは以下のとおりである。(a) 犯罪行為に対する治療処遇を続けることの費用と効果の現実的，客観的かつ慎重な再評価，(b) 長期間の痛みに対する短期間の利得のバランス，ないし代わりになるべきものとして，(c) 新たな長期にわたる投獄の代価を現実的に見つめること。

準 備 期

準備期において，犯罪者は，関連する治療処遇指向行動に深刻な目的を組み合わせる。関連する変化は，最近であり，きわめて不安定になりがちである。サイコパスと他の治療処遇抵抗性犯罪者は，それ以上進歩することなく何回も準備期と熟考期を循環するかもしれない。この段階で目標指向行動を扱いやすい塊に分割し，小さな成功に報い，失敗に対処することを知り，責任増大テクニックを用いるのは重要である（Miller & Rollnick, 1991）。

実 行 期

実行期では，各人が，問題を克服するために自分の行動・態度・体験・環境を積極的に修正する。犯罪者は責任を果たし，変化を遂げるため一生懸命作業することで，最も明白な行動の変化が，この段階で見られる。実際的意味のある変化は，広範囲で安定している。しかし現在まだ鍵となる高リスク状況で検証されていない。必要な変化をもたらすのに役立つスキルを犯罪者が学習し実

践する手助けをするために，この段階でのスキル指向性の介入は適切かつ必要である。専門家らは，それが前出の3段階の基礎の上に樹立されており，観察された変化が持続する場合，「維持期」が後に続くに違いないことを十分認識せず，しばしば「実行期」を変化自体に匹敵させる。サイコパスは，来るべき仮釈放ヒアリングのためによい印象づけをするといった直近の目的を達成するためや，感銘を与えるため，見事に短期の変化を用いることができる。しかし変化を持続させるためには，新たな行動を，多くのさまざまな状況に当てはめ，期間を延長して維持し，鍵となる高リスク状況で試さなければならない（すなわち普遍化と安定性）。治療処遇の提供者は，変化を監視し評価すること，変化を普遍化すること，いかなる再発にも十分な警戒を怠ってはならない。サイコパスの言葉が，唯一ないし主たる変化の測定基準となるはずがない。

維 持 期

維持期では，「実行期」に得たものを整理統合し，強め，普遍化するのに，再発防止テクニックを用いる。治療処遇の職員は，自分のスキルを普遍化し，試すための機会を犯罪者に提供する際に独創性を求められる。そうした機会が利用できるときのみ，スキルの実行を適切に監視することができる。その上，サイコパスにとって，彼が本当に再発防止戦略を実行していることを示す行動上のエビデンスや確認されたエビデンスが必要なのである。「維持期」に適用するためには，過去の犯行パターンに結びつく特定の高リスク状況への普遍化を実証しなければならない。先に示したとおり，犯罪者が変化の過程で取り込んでいるいろいろなステップを評価するための概念構成として，職員はTMを用いることができる。効果のある介入戦略は，犯罪者の治療処遇の容易さのレベルに合わすことができる。

治療処遇の終了時および形式を問わず釈放前に「維持期」にもちこまれる犯罪者の犯罪生成因子がすべてあれば理想的だが，そうするのは必ずしも可能ではないし，現実的ではない。拘留という制限された環境のため，鍵となる高リスク状況にさらすことができるはずがない。実行期あるいは準備期に役目を果たしている者は，以下の条件で自由度を増やし集中的治療処遇のレジュメを軽

減することを考慮してもよいであろう。リスクが処理できるレベルであることを保証するために，仮釈放向けの堅実な計画かほかに安全確保面の軽減を利用できる。追加の追跡治療処遇やその他の支援が利用できる。再発に対処するための適切な手順が用意されている。明らかに，獲得された自由の量は，軽減されたリスクの量——治療処遇で得たものの大きさに反映されるのだが——に関係するはずである。一部の犯罪者にとって，例えば先に述べた家族内暴君のように，拘留中の治療処遇における維持期への進歩は，多くの場合論理的に不可能である。また犯罪者を「catch-22」的状況（訳者註：八方塞がりの状況の意。米国の作家 Joseph Heller の同名小説に由来する）に追い込まないことが重要である。犯罪者が治療処遇で進歩を遂げると，彼らは自分のスキルを練習したり実行するために，制限のより少ない環境を必要とする。適切であれば，そうした機会を考慮し，与えるべきである。

治療処遇の伝達の構築

「調和モデル」（図1.2）で示したとおり，犯罪者の反応性特性に合わせてプログラムの伝達を調整しなければならない。このガイドラインの実効は3次元プロセスとして概念化される。治療処遇を有効とするため，治療の課題とテクニックは直接関連があり，目標指向的でなければならない。また，最初に治療処遇の容易さに関して犯罪者の反応性を扱わねばならない。治療処遇の伝達（治療の課題）は，3つの相で行われるべきであると臨床家は示唆している。犯罪者の変化の要求を治療処遇の進歩として扱うために，相ごとに特定の治療の課題を利用できる（Truax & Carkhuff, 1967 ; Carkhuff, 1987 ; Egan, 1990）。治療処遇の伝達を犯罪者の治療処遇の容易さにうまくあわせるため，Gordon, Wong, Middleton と Polvi（2004）は，犯罪者の変化の段階に合わせた治療処遇の相の発見的教授法を治療処遇の伝達の一体化モデル，「3相型治療処遇の伝達モデル」（『暴力行為縮小プログラム：進行役マニュアル』〔Gorodon & Wong, 2004〕および図4.1も参照）に組み込むことを示唆している。段階は，大体犯罪者の変化の段階に相当している。

図4.1で下向き矢印（第1相）は，図上で犯罪者が治療処遇に入ることを示

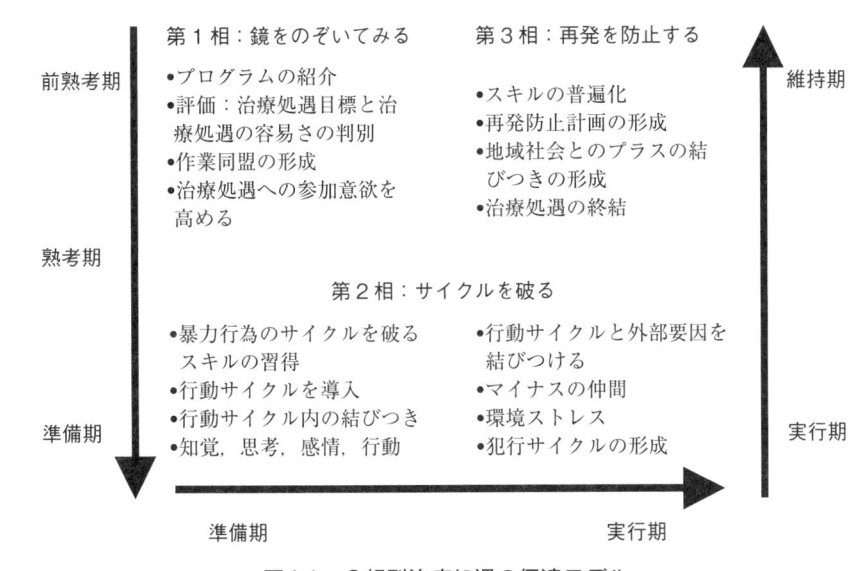

```
                                                    第4章 プログラムの伝達

         第1相：鏡をのぞいてみる    第3相：再発を防止する
前熟考期  ●プログラムの紹介         ●スキルの普遍化                     維持期
         ●評価：治療処遇目標と治   ●再発防止計画の形成
          療処遇の容易さの判別     ●地域社会とのプラスの結
         ●作業同盟の形成           びつきの形成
         ●治療処遇への参加意欲を  ●治療処遇の終結
          高める
熟考期
                      第2相：サイクルを破る
         ●暴力行為のサイクルを破る ●行動サイクルと外部要因を
          スキルの習得              結びつける
         ●行動サイクルを導入      ●マイナスの仲間
準備期    ●行動サイクル内の結びつき ●環境ストレス                    実行期
         ●知覚，思考，感情，行動  ●犯行サイクルの形成

              準備期                    実行期
```

図4.1 　3相型治療処遇の伝達モデル
(『暴力行為縮小プログラム：進行役マニュアル』〔Gordon & Wong, 2004〕から)

している。それに対し上向き矢印（第3相）は治療処遇から出て行くことを示す。3つの相での主要課題と，変化の段階の相上への位置づけは図4.1に示してある。「準備期」は第1相の終わりと第2相のはじめに位置する。同様に，「実行期」は第2相の終わりと第3相のはじめに位置する。両相における段階の反復は，犯罪者の2つの段階の移動は別々のプロセスというより連続しているという事実を強調しようというものである。

「3相型治療処遇の伝達モデル」の内容を以下に要約する。モデルは，多くの高度保安司法精神科施設において使用に適合している。

第1相：鏡をのぞいてみる

第1相の主たる目的は，犯罪者を治療処遇に引き込むよう方向づけし，動機づけし，犯罪生成要求を判別するための評定を実施することである。第1相には，職員の助けを得て，一定期間の真剣で決定的な自己分析，熟考，問題識別が含まれる。犯罪者は，(a) ルールと期待されることの情報提供を受け，(b) 治療処遇がどのように実行されるかの情報提供を受け，(c) 治療前のリスクの

レベルを測定するため，および治療処遇ターゲットと犯罪者の変化の容易さを識別するため，有効で信頼できるリスクと要求ツールを用いた評価とPCL-R（入院前に終了していない場合）を用いた評価を受ける。プログラムへの参加への動機づけは，動機づけ面接テクニックにより高めることができる（Miller & Rollnick）。職員の助けを得て，犯罪者は「発表集団」に参加するよう励まされ，「自伝」を書くだろう。両方の実習は犯罪者がスキルを身につけるのを促し，進んで自分自身を批判的に見るのを促すよう設計されている。自伝的記述は，その者の過去における暴力行為や他の主要な問題の引き金となった人生の重大な出来事や，助長したそれを強調するのに用いることができる。

　第1相は，前熟考期ないし熟考期にある者のように動機づけの薄い治療抵抗性の者に特に直接的関連がある。犯罪者が治療処遇を継続していく何らかの意思や動機を表明するまで，第2相と第3相の介入は難しいであろう。このガイドラインは，将来の参加者が治療処遇参加前に動機づけされている必要がないため，他の多くの司法プログラムとは異なる。うわべは動機がないが高リスク者である多くの人々は除外するという必要条件はある。このプログラムの第1相は，動機づけをして，犯罪者を治療処遇のプロセスに引き込むよう特別に考案されたものであり，治療処遇プログラム全体の不可欠な部分である。

抵抗を克服する

　治療処遇と管理へのサイコパスの抵抗は伝説的といってもいい。しかし反応性因子へ特別に注意を払い，もし治療処遇と管理努力が犯罪者の自然のままの性質を利用するなら，抵抗は少なくなる可能性がある。例えば，多くのサイコパスは自己愛的で，利己的で自己中心的である。治療処遇への抵抗を減らし，行動を変化させる要求を進めるための無理ないアプローチは，自分の関心を進めるサイコパスの絶え間ない要求に訴えることである（Templeman & Wollersheim, 1979）。Albert Ellis（1962）はこのアプローチを「社会化された快楽主義」と呼び，次のように定義した。

　「人はそもそも自身の満足のために戦うべきであるという哲学，と同時に，ほとんどの場合，将来の利益のために現在の欲求充足をあきらめるこ

と，および思いやりをもち人を気遣うことによって成し遂げようとすること，そうすれば自分の究極の目的を破壊しないだろうから，そうすることによって自分の最善を達成することを心にとめておきながら」(p.218)。

物質的富を得ることや権力，承認といった多くのサイコパスの目標は，ある程度社会的に許容できる。こうした目標を達成するための行為が，法と対立を引き起こす。サイコパスの反社会的行動は必ずしも彼の最大の関心事ではない——少なくとも長い目で見て——そして実際しばしば自滅的である（例えば，何度も拘留されるに至ること）。それゆえ，自分の目的を達成する社会親和的方法を探究することはサイコパスにとってやりがいがあることである。このアプローチは3つの理由で治療的に都合が良い。第一に，彼は「結局自分の首を絞め」ていると認識することが変化を促すかもしれない。第二に，治療者は，サイコパスが理解あるいは承認しないかもしれない道徳性や社会原則を守るのに多くのエネルギーを浪費している力の闘争を防止する。第三に，それはサイコパスをたくさんの苦境に追いやる。彼は最大の関心事の重要性を退けずして治療者の提案を拒否することはできない（Templeman & Wollersheim, 1979）。

第2相：サイクルを破る

第2相の介入は，(a) いかに機能異常の認知や情動，その他の犯罪生成因子がついに暴力行為となるかを犯罪者が理解する手助けをし，(b) 問題領域を変えるのに必要なスキルを彼らに教え，(c) 実生活の中でスキルを実習する機会を彼らに与えるために考案されている。第3章「プログラムの内容」で概要を述べた介入法を，第2相の「プログラムの伝達」中に適用することができる。この相は，行動サイクルや犯行サイクルの概念，およびこうしたサイクルと暴力行為の結びつきをいかに構成し理解するかを詳細に検討する。グループ面接で，犯罪者は自分の行動サイクルと犯行サイクルを構成し，紹介する。重要な学習ツールとして，毎日の行動サイクルの機能分析を用いる。第2相終了にあたり，犯罪者は幅広い犯行サイクル分析を終了しているはずである。

この段階での介入で最も得をする犯罪者は，準備期と実行期の者である。熟考期の者は，職員の援助がさらに必要であるのに対し，前熟考期の者は治療処

遇のこの相に含めるべきではない。

　構造化され，明確に述べられた行動の了解は，行動を管理するためにより具体的なガイドラインを必要とする犯罪者にとって有用な補助となりうる (DeRisi & Butz, 1975)。職員は，行動中の彼らを把握したり処分の重大性を正当化する手段としてではなく，犯罪者が自分の行動をより適切に監視し，変化の手助けをするために行動の了解を用いるべきである。行動の了解には，契約遵守を監視するためのプロセスとあわせて，犯罪者の変化の手助けをするのに必要な介入への提案が含まれるはずである。優れた行動の了解は，無味乾燥で専門用語があふれていてはいけない。意義のある，個人的に直接関係し，現実的で，犯罪者にわかりやすくなければならない。また犯罪者が治療処遇をやり遂げるのが目的だと彼に伝えるべきである。その上，治療処遇の職員が成果を測定できる必要がある。

　プログラムの伝達の「3相型モデル」の強みの1つは，プログラム全体の構成を壊さずにプログラムの伝達に既存の介入法を差し込めるだけの柔軟性があることである。例えば，既存のDBTや物質乱用介入法／モジュールをプログラム構成全体を壊さずに第2相に差し込むことができる。実際，『サイコパシー治療処遇プログラムのためのガイドライン』の一部として同様の治療処遇目的を有し，うまく機能している一地域で開発された介入法は，プログラムの伝達に組み込まれるべきである。

　一部の犯罪者はあまりにきまぐれで，プログラムに入って直後の「タイムアウト」といった行動ないし興奮管理テクニックをかなり利用する必要があるかもしれない。つまり，同時に彼らはまだ第1相にいるのである。プログラム管理者と職員は，彼らの要求に応え，必要とされる必要な介入法を提供せねばならない。ジャストインタイムの伝達は，常に優れた慣行である。「3相型モデル」概念は，プログラムの伝達にあたり習得の助けになる。しかし，人はいつでも優れた臨床判断を実践しなければならない。プログラムの伝達での構成と優れた原理的説明は重要であるが，構成は厳密さをさしているのではない。事実，厳密に設計され実施されているプログラムは失敗と結びついている。変化と調整に開放的なプログラムの方が，うまく実行できる (Ellickson & Petersilia, 1983)。

第3相：再発を防止する

　第3相は，治療処遇プログラムの最終相だが，(a) ますますさまざまな難しい状況への新たなスキルの適用（普遍化），(b) 学習したスキルのさらなる練習，(c) 再発防止計画の形成，(d)「治療処遇後の生活」の準備（それが犯罪者に何を意味しようと），(e) 治療処遇の終結，が考案されている。実行期と維持期にあれば，プログラムのこの相への参加に最適である。近い将来犯罪者が釈放されると思われる場合，地域社会で支援者とプラスの社会親和的関係を形成することも，第3相でのもう1つの重要な課題である。

　犯行サイクルですでに詳しく述べた誘引と高リスク要因に関する情報を用いて，さまざまな犯行サイクルの時点で暴力行為のリスクを管理する際用いるスキルと戦略を詳細に示す総合的再発防止計画をまとめることを犯罪者は求められている。提案されたスキルと戦略は，犯罪者がここまでプログラムで学習したことに加えて，リスク管理の手助けになると識別している地域社会支援を十分に活用すべきである。再発防止計画文書には犯行サイクルが含まれ，計画は，(a) 特定の犯罪生成因子，(b) 誘引と高リスクの認知・情動・行動，(c) 潜在的高リスク環境（例えば，飲酒施設），(d) 武器の使用見込み，(e) おあつらえ向きの被害者，(f) 行動サイクルの各段階に関連する介入スキルと戦略，(g) 悪化と代償不全の証拠を明らかにできるだけの詳細にわたる必要がある。計画は，職員・地域社会での監督者，種々の支援者らと共有される必要がある。

　犯罪者の再発防止治療処遇の最近のメタ分析研究から，プログラムモデルと再発防止作業において重要な他者のトレーニングは，再犯性を減らすのに特に効果があるようだと示された。重要な他者のトレーニングは，その他数多くの再発防止要素研究の中で効果量（.32）が最大であった（Dowden et al., 2003）。

　再発防止作業は，治療処遇プログラム全体に織り込まれているべきであり，ついに詳細な再発防止計画文書に至る。犯罪者は，治療処遇のパズルの種々のピースを，構造化された現実的で一貫性のある計画に組み合わせる。彼は，計画の個人的妥当性を理解し，その所有者となり，計画を実行するのは能力の範

囲内であると感じられねばならない。それは犯罪者にとって押し付けのトップダウンであってはならない。むしろ，計画は，犯罪者と治療処遇提供者の間の共同作業であるべきである。計画の中で犯罪者は，治療処遇プログラム全体を通じてつき止められる種々の高リスク領域に対処するための知識とスキルを1つにまとめる。

サイコパスとの作業同盟を形成する

　先に論じたように，サイコパシーと結びつく治療処遇妨害行動のため，サイコパスとの機能的作業同盟の形成は難題である。それにもかかわらず，職員と犯罪者が機能的作業同盟をもつことは，実りある治療処遇には不可決である。作業同盟は3つの領域，課題，目標，きずな (Bordin, 1994 ; Horvath & Luborsky, 1993) で構成されると考えられる。犯罪者と治療者が，2人の間のきずなないしプラスの個人的アタッチメントに支えられた，十分明確に規定された目標を達成するために特定の課題について協力的に作業するならば，作業同盟が形成される。精神保健の臨床家は訓練を受けており，共感的で思いやりを示し，犯罪者と治療同盟を形成することを期待されている。それとともに，犯罪者と感情的つながりあるいは大変重要な「きずな」を形成する。彼らの浅薄な感情，良心の呵責と共感性の欠如などのため，サイコパスは治療者と真実の感情的きずなを確立することが難しいかできないだろう。サイコパスと作業すると，作業同盟できずなを確立することの中心は，治療処遇の成功の一因となるためではなく，どうも問題を作り出すことらしい。サイコパスとの機能的作業同盟を樹立するのは，対人的きずなないし感情的きずなにもとづくより，治療処遇の課題や目標にもとづく方が現実的なようだ。職員は，機能的な課題基本の関係が，境界線侵犯の機会を減らし，サイコパスに利用されるのを防ぎ，管理と評価を促すことを見いだすかもしれない。

　精神療法の訓練を十分に受けたが，サイコパスの治療処遇は未経験の職員は，直感的にサイコパスときずなを樹立しようとするかもしれない。そうした試みは，サイコパスからその職員が優柔不断で，無防備，ないし餌食になりやすい兆候とみなされる。サイコパスは感情に訴える反応を装って，職員から一層感情に訴える反応を導き出して，関係を操作する機会をつかむかもしれな

い。職員はサイコパスによる感情の言語化を，彼が治療処遇において進歩しており，治療同盟が形成されていることの兆候と誤って考えるかもしれない。サイコパスは，そうした状況を利用するかもしれない。その結果，職員は非職業的人間関係や他の重大な境界線侵犯に陥るリスクを冒す。サイコパスとのきずなの樹立ではなく，治療処遇の課題や目標にもとづく作業関係に中心をすえることで，境界線侵犯のリスクは最小になるだろう。効果を上げる治療者は，彼ないし彼女がサイコパスの操作の試みを看破し，騙されやすく支持的でなく常に現実的であることを明確にする（Suedfeld & Landon, 1978）。こうした警告にもかかわらず，職員と犯罪者の作業関係は礼儀をわきまえ，職業的でなければならない。

その他のプログラムの伝達問題

プログラム期間

　プログラムは妥当な期間のものであるべきで，介入法が反社会的行動の凝り固まったパターンに影響を与えるだけの時間がたしかにあるよう，犯罪者の時間のかなりの量を占めるべきである（少なくとも50〜75％）。理想的には，治療処遇は1日24時間，1週7日間プロセスであるべきである。治療処遇プログラムの長さは，しばしば立法上，行政上，運用上，臨床上の要求の間の折衷案の結果である。プログラム参加者は，治療処遇プログラムの第3相を完了してから治療処遇を終了すべきである。全体的にみて，治療処遇の3相それぞれに4〜6か月割り当てることが推奨され，合計12か月ないし18か月となる。集中度と限定度が低い状況でさらに12か月の観察期間で，その者が異なる要求のある環境に学習したことを普遍化できるかをみると賢明である。治療処遇関連の宿題あるいは施設内労働時間とは別に，最低1日2時間，週5日の接触があるべきである。治療処遇の期間と接触時間の量は，リスクレベルと犯罪者の要求によって明らかに異なる。取り組むべき治療処遇ターゲットが多く，高リスク者であり，抵抗性の強い者は，長期間の治療処遇と大量の接触時間を必要とする。Lipsey（1995）は，メタ分析で少年非行の治療処遇の研究400件以上を

レビューした後，一般に，臨床医は平均的若年犯罪者に対し約6か月，うち治療処遇接触に約100時間の治療処遇期間が最適とみなしている。サイコパスが最も高リスクで，治療処遇抵抗性で，処遇困難な犯罪者の一部であることを考慮すると，提案される治療処遇期間と厳しいガイドラインは非現実的である。

開放式プログラムと閉鎖式プログラム

　開放式プログラムと閉鎖式プログラムには利点と欠点がある。開放式プログラムは入院と解放をより柔軟にできる。進歩の早い犯罪者はプログラムを終了でき，より早く解放される（逆もまた同じ）。しかし，開放式プログラムでは，プログラムに参加し適応期間を経験している新参者は，挑戦したり，自分が安定し，上下関係を押し分けて進むもうとするため他者を威嚇するかもしれない。彼らの存在は，挑んだり，集団内の信頼レベルを衰退させたりすることで他者の進歩を妨げ，それにより集団の結合を崩壊させるかもしれない。開放式プログラムの犯罪者は，注意深く監視しなければ，治療処遇を終了してもただちに釈放されないかもしれない。プログラムをうまく終了した者は，上手に振る舞うらしく，彼らに治療処遇が必要だからではなく，厄介でなく管理しやすいためプログラムでかかえているかもしれない。グループ活動を開放式プログラムに調和させるのはさらに難しくもある。閉鎖式プログラムは，新人の侵入で争う必要はないが，入退院の柔軟性は低く，治療処遇の進歩において個人差に配慮することはできないはずである。立法上，行政上，運用上の必要性をプログラム設計で考慮に入れねばならないとすると，施設仕様のサイコパスないし暴力行為を伴う犯罪者向け治療処遇プログラムは制限つきあるいは制限なしであるべきか，前もって決定できそうにない。プログラム設計者は，決断する際に以下の原則を考慮すべきである。

　　a．新参者と進歩した犯罪者との混合を回避せよ。進歩した犯罪者が援助を必要とするものを助けるプログラムに「シード」されている場合は例外である（本章後述の「プラスの治療処遇文化を推進するためのガイドライン」参照）。
　　b．治療処遇の進歩の個人差に便宜を図らねばならない。これは重要な反応

性因子である。

c．各人は，願わくば第1相ないし第2相終了後，プログラムからタイムアウトをとるかもしれない。タイムアウトをとることで，犯罪者が全く耐えがたいか，その覚悟ができてないプログラムの局面を強制するのを避ける。タイムアウトは，その時までに学習したことを練習する機会を犯罪者に与えることにもなる。タイムアウトをとる者は，治療処遇失敗者ではなく，自分にあう時点で治療処遇を継続するため後日プログラムに再び加わることを認められるべきである。つまり，本質的に彼らがやめた時点を理解するためである。治療処遇をタイムアウトすることを容認しうる理由があるはずである。治療処遇における進歩は，少なくとも限定つきの成功とみなされるべきである。しかし，犯罪者がプログラムの第3相を終えるまで，完了とみなされない。

犯罪者の数と比率

同じ治療処遇グループにPCL-R第1因子特性のきわめて高い犯罪者をあまりたくさん一緒にしないことも重要である。十分訓練された職員のいる優れた機能性をもつプログラムは，サイコパスとサイコパシーでない者の比率を高くしても対処できるのに対し，いまだ開発段階にあるプログラムはあまり野心をもつべきでないと助言しておこう。サイコパスとサイコパシーでない者の比率1：1は，十分機能するプログラムでは犯罪者10～12名までが妥当な概数である。プログラムに収容されうる犯罪者の数は，明らかに職員で対応できる限度と職員の経験レベルにかかってくる。プログラム内容が暴力行為に関連する犯罪生成因子を扱うつもりであれば，サイコパシーでない者はこのガイドラインに従うプログラムから同じように利益を得ることに注意すべきである。しかし，サイコパシーでない者が確実にサイコパスから不当に影響を受けないよう，職員は用心すべきである。

性犯罪者ガイドライン

本来性犯罪者の既往歴をもつ犯罪者は，独自の特別な要求がある。しかし，性犯罪者に特異的犯罪生成因子（例えば，異常な性的興奮，性的強迫など）の

評価と治療処遇を追加するといった適切な変更で,『サイコパシー治療処遇プログラムのためのガイドライン』は性犯罪者の治療処遇にも適応できる。もちろん,プログラムおよび安全性の点で,同一プログラムに性犯罪者とそうでない犯罪者を一緒に入れることはお勧めできない。

プログラムの構造と規則

サイコパスを扱うプログラムは高度に構造化されているべきである。その規則,目標,活動は明確であり,確固としているが公平な仕方で強制され実施・実行されるべきである。構造化されたプログラム環境を用いると,サイコパスを扱い管理するのが容易になるはずであり(Lösel, 1998),サイコパスが職員や他の犯罪者を騙し操ろうとするのを妨げるのに役立つ。しかし構造は厳格さを意味してはいない。反応性原則は,個々の治療処遇要求をとりあげるには段階をふむ必要があるとしている。プログラムとそれを運用する職員は,各犯罪者の個々の要求を受け入れ反応するだけの柔軟性がなければならない。例えば職員は,種々の学習様式や知的に強い点と弱い点などといった犯罪者の個人特性を識別し受け入れる準備がなければならない。職員と犯罪者はお互いの治療スタイルに関してたしかに互換性があることも重要である。知的アプローチと分析的アプローチでの学習が最善のサイコパスは,見合う治療スタイルをもつ治療者と最も反応性が良いであろう(Palmer, 1996, p.155 ; Palmer, 1975, p.148参照)。多くの犯罪者は,かなりの個人的指導や配慮を必要とするであろう。これは,正規の教育の相対的欠如のためであって,意欲がないから,あるいは職員を利用したがるからではない。

自然減と解放を減らす

治療処遇プログラムでのサイコパスの脱落率は高い(Ogloff et al., 1990)。参加者は,治療処遇があまりに退屈だ,うっとうしい,脅かされる,過酷な要求をすると決めつけるかもしれない。「ゲーム」がもはや面白くないか挑戦的でなければ,何かほかのことに切り替える時である。代わりになるべきものとして,動機がなくて治療処遇に無関心か,許容できない行動(通常はあまりに攻撃的ないし操作的である)かいずれかのため,サイコパスは,しばしば職員

第4章　プログラムの伝達

によってプログラムから追い出される（Hobson et al., 2000参照）。いったん解放されると彼らは治療処遇から利益を得ることはできない。治療処遇を脱落する者は，それが最も必要な者であるようだ。よってサイコパスを扱う鍵は，治療処遇に継続的に引き込まれ，脱落率を最小限に留める方法を見つけることである。

サイコパスを魅了し刺激して，治療処遇に留まらせるために革新的で，刺激的で社会親和的方法を見つけることが，脱落を減らしてくれる。職員は，攻撃，操り，その他の許容しがたい行動こそが，犯罪者が治療処遇される理由であって，彼らを解放する根拠にならないということを認識しなければならない。しかし，サイコパスの治療処遇妨害行動への職員の反応（逆転移）は，道徳と職業上の境界線を維持するためにうまく導かねばならない（第5章の「職業上の境界線を維持する」〔p.104〕参照）。唯一利用可能な選択肢が，犯罪者をプログラムから解放することである場合がある。しかし，治療処遇からの解放向けガイドラインは，治療処遇プログラムの開始時点で犯罪者にはっきり明示されねばならず，治療処遇チームに保証されねばならない。職員は，解放の代わりに治療処遇からのタイムアウトを犯罪者に与えることを考えるかもしれない。つまり，犯罪者が第1相か第2相を遂行した後で，3つの相すべてを続けて完了する前に休憩を必要とするかもしれない。職員と犯罪者の間の作業同盟を改善することも，脱落を減らすだろう（本章前述の「サイコパスとの作業同盟を形成する」参照）。

各脱落の根拠と状況を追跡し詳細に記録するだけでも，問題の深刻さに関する客観的エビデンスとなり，職員がより一層警戒し問題にうまく対処するようになるかもしれない。犯罪者を釈放する前に，治療処遇チームは，「職員と他の犯罪者の幸福を危うくすることから離れて，この人物を治療処遇に留めておくために，われわれはできることすべてをやっただろうか？　そして利用できる選択肢すべてを検討しただろうか？」という疑問に思い悩むかもしれない。

犯罪者の生活準備

プログラム参加者の生活準備は，プログラムの運用に多大なる影響をもちう

る（例えば，Richards et al., 2003）。間違った人間を一緒にすることは，確実な失敗処方である。残念ながら，施設内でのプログラム参加者の生活準備は，運用上あるは臨床的必要性によってではなく順番待ち名簿の長さ，ベッドの利用可能性，保安上の分類などといった運用上の制約により必然的に決まることがしばしばある。プログラムの維持可能性を支持するために，運用上および臨床的機能の理にかなった統合を検討すべきである。サイコパシー治療処遇プログラムは，脱走歴や重大な施設内不法行為歴があるかもしれない多くのサイコパシー犯罪者を収容するために，最重度保安環境下で運用されねばならない。

臨床的見地から，生活準備は「変化の段階モデル」の中で概念化されうる。同じ居住空間に種々の変化の段階の犯罪者を一緒にすることには賛否両論ある。もし一緒にいつづけると，進歩した（準備／実行／維持）段階にある者は，治療処遇親和的で社会的に適切な行動を形作ることができる。これは変化の早い（前熟考／熟考）段階にある者には利益となるであろう。通常，変化にもがいているかもしれない者を援助するよう進歩した段階にある犯罪者を励ますべきである。これは後述する「シード」概念に一致する。進歩した犯罪者は，適切な行動の仕方を他者に示すことや進歩の少ない者の示す犯行に対処することを学ぶことで，プログラムでの進歩を強化することを学習することによっても利益を得ることができる。種々の変化の段階の犯罪者をみな一緒に住まわせることの不利益は，治療抵抗性の強い，不服従者はプログラム内の他の犯罪者にかなりの妨害をするであろうことである。この問題は，次に述べる「過渡的空間」がある程度解決してくれるだろう。

種々の変化の段階にある犯罪者すべてを一緒に収容するための別の選択肢は，早い変化の段階にある者に別の生活空間を与えることである。モチベーションを高めること，作業同盟の構築などといった第1相の介入をおおいに必要とする進歩の少ない犯罪者は，さらに焦点を絞って彼らが必要とする治療処遇を伝達されるだろう。こうした者からの妨害は，進歩した犯罪者に影響しそうもない。別の生活空間をもつことの不利益は，必ずしも明確ではない基準にもとづきこうした空間の間を犯罪者に行ったり来たり移動させる必要があることである。進歩した犯罪者ですら時々後戻りするかもしれず（「変化の段階モデ

ル」で述べたように),これは2つの生活空間を移動させる必要がある。職員とのプラスの作業同盟・その他のグループメンバーからの援助,時間とともに樹立された集団の結束力が,そうした支援が最も必要とされるときに重大な妨害を受けるであろう。早い段階に進歩した者は,新しい空間へ移動し,新しい職員との作業同盟を再度樹立して新しいグループメンバーとかかわることが必要とされる。これらすべてが彼らの治療処遇の進歩を妨げる見込みがある。

上記の選択肢の1つへの歩み寄りには,すべてのプログラムに参加する犯罪者を同一空間で生活させるが,同時に急性の臨床的必要性に対処するために,基本的に短期間で犯罪者が用いることのできる「過渡的空間」を隣接して何床か確立することである（Gordon, personal communication）。それは処罰目的の隔離空間でもなければ,長期滞在を意図してもいない。後戻りした犯罪者あるいは,深刻な適応問題を体験している新しい入所者が,短期間この過渡的空間を利用するかもしれない。この間,行動上の取り決めを形成し実行するといった集中的臨床介入を遂行できるだろう。

プラスの治療処遇文化を推進するためのガイドライン

施設内環境は,多くの異なる力関係があり複雑である。刑務所の治療処遇プログラムは,社会親和的プラスの変化を全般に敵意のあるマイナス環境にもちこもうとするものである。生じさせ,盛んにさせるためには,常に社会親和的でプラスの雰囲気を育てる必要がある。サイコパスとその他犯罪者の拘留中の治療処遇は,特別なチャレンジをもたらす。施設環境を正常化するために善意から出た種々の努力にもかかわらず,収容者のサブカルチャーの支配的特徴は本質的に反社会的で反権威主義である。守る側と守られる側は,しばしば明確に線引きされている。その上,収容者の上下関係があり,しばしば威嚇と力によって維持されている。序列は,自分たちの立場を打ちたて維持するために暴力行為を用いる種々の注目を集めている収容者の肉体的武勇や暴力行為への欲望を反映するかもしれない。この種の環境内でこそ,施設プログラムがうまくいくことが期待される。この障壁を乗り越える1つの選択肢は,参加者を残りの収容者集団から隔離することである。この選択肢は,おおいに有望だが,運

用上実行できないことがしばしばある。プログラムに入るよう選別された者は，職員と他の収容者からサイコパスと識別され，レッテルを貼られるだろう。プログラム内で，そうしたことを説明する際，「サイコパス」という用語の使用を避けることは重要である。

　治療処遇後，犯罪者は自分が学習したことを練習する際，難しい選択をすることになる。犯罪者が学んだスキルを練習すれば，他の犯罪者からあざけり，おどし，身体への暴力行為を受ける可能性が現実的にきわめて高い。彼は追放者扱いされるかもしれない，特に上下関係が低い場合そうである。暴力行為の既往歴や極端な犯罪者プロフィールをもつ犯罪者には，全く難しいかもしれない。犯罪者の悪名が先行し，暴力的な行動化や好んで脅したり「力ずくで押し通すこと」によって自分の評判に恥じない行動をしようと思わせる結果になる。彼は常に困難を背負うかもしれない。注目を集めている収容者をうまく刺激することは，収容者の上下関係を上げる1つの方法である。概していえば，刑務所環境内で変化したい犯罪者は，難しい課題に直面させられる。代わりになるべきものとして，犯罪者は目立たないでいつづけるために学習したことを実践しないことを選択するかもしれない。これは，治療処遇プログラムの全目的を覆すであろうし，施設内治療処遇プログラムへの治療処遇効果は地域社会プログラムへのそれより弱いという所見を説明するのに役立つかもしれない(Lipsey & Wilson, 1998 ; Andrews et al., 1990)。職員は，プログラム参加者が施設環境内で直面しなければならない問題に敏感であるべきだ。治療処遇努力の重要な部分は，反社会的障害を乗り越えようとする者に支援を提供する際，こうしたものを中和しようとすることが，治療処遇努力の重要な部分であるはずである。理想的には，この支援は職員と他の犯罪者両方から生じるであろう。

　そうしたプログラムを維持するために必要なことは，あまりわかっておらず，その主題に関する文献はきわめて限られている。しかしプラスの治療処遇環境と治療処遇プログラムを維持するための何らかのガイドラインを以下にあげる (Agee, 1986 ; Ogloff et al., 1990 ; Ross & McKay, 1976 ; Vorrath & Brendtro, 1985から改変)。

1．プログラムのはじめに社会親和的環境を樹立する

多くの地位の高い（すなわちよくしゃべり，敬意を払われている），社会親和性指向の高い犯罪者は，プログラムを「シード」するのに利用できる。彼らは非常に貴重な役割モデルや新参者にとっての「ヘルパー」になりうる。彼らは例えば，「1つの嘘から別の嘘へ」を実演説明する可能性があるが，社会親和的な仕方で行動すれば申し分ない。治療処遇プログラムの進歩とともに，最初の「種」は解放され，他のプラスに変化しているプログラム内犯罪者が彼らの位置を占める。開放式プログラム（入退院連続性）では，社会親和的影響力を他の犯罪者に発揮する地位の高い犯罪者集団が常にいる。閉鎖式プログラムでは，「ポジティブ」な犯罪者は新人のオリエンテーションで助手を依頼されうる。

2．社会親和的態度と行動を支援する

プログラムにとって社会親和的で，安全で確かな環境は，職員とより社会親和的犯罪者のインプットを通じて常に育まれ，回復させねばならない。インプットは，(a) 社会親和的価値観と態度を表明する，(b) 不適切な行動や態度を認識して直面化する，(c) グループ面接や毎日の活動で社会親和的行動を促し，モデルを形成する，といった形をとるかもしれない。職員はプログラム内の社会親和的要素向けの支援を提供し，中心勢力メンバーにより脅されないようにしなければならない。プログラム参加中の犯罪者全員が，適切であれば，日常生活のあらゆる面で，お互いの行動に直面化し，強化することを奨励されるべきである。犯罪者は，お互いのヘルパーでありプラスの役割モデルとして行動するよう促されるべきである（Agee, 1986 ; Ogloff et al., 1990 ; Ross & Mckay, 1976）。

3．マイナスの仲間集団のプレッシャーを
　　プラスの仲間集団のプレッシャーと取り替える

施設の環境では，収容者間の集団結束力の体裁を維持する必要性がきわめて強い。「ねずみ」（すなわち密告者）のレッテルを貼られることへのほとんど万

国共通の恐怖により，これは明らかである。たんに当局と協力していると疑われるだけで，その収容者は，施設収容期間全部を怯えて生活するはめになるであろう。しかし，集団結束力を，治療処遇プログラムではプラスに利用しようというのである。強く，地位が高い，社会親和性の高い犯罪者の小さいグループは，反社会的対抗グループと同様の影響力をもちうる。プラスの仲間集団は，形勢をみている者に，でっちあげのマイナスの支配力に打ち勝つよう励ましつつ，社会支援を提供しうる。個別にかつ集合的に，こうした社会親和的犯罪者は，グループ面接やその他施設内の日々の生活領域で示されるマイナスの態度と行動に直面化できる。この社会親和的影響力の核を栄えさせるよう，支援し容認せねばならない。その上，否定的行動に直面していない犯罪者は自分の治療処遇で自助努力をしていないという確信や，自傷他害をする他者を止めることが思いやりであり，社会的にとるべき適切なことという確信を励まし，支援することは重要である（Gadow & McKibbon, 1984）。そうできないことは，その人の仲間への配慮がないという兆候である。

4．犯罪者がプログラムを「動かす」ことは許されない

　暴力行為を伴う犯罪者向けの施設内治療処遇プログラムを管理することは，職員にとって大変ストレスの高い仕事である。毎日施設には雑用と要求，熱を帯びたやりとり，威嚇や脅しがあり，さらに犯罪者から言葉の虐待だけでなく身体的虐待までもある。とりわけ職員は，すべて大変な労力を要する状況下で，客観性を維持し，落ち着いてプログラムを続け，プログラムの統一性を保証することが求められている。しかし時々，職員はプログラム内のやかましい犯罪者や影響力の強い犯罪者に日々の運用上の問題や規律上の問題の一部を与えようと思うかもしれない。つまり，犯罪者に取り締まりをさせ，「楽しみ」さえする。これは短期的平和とプログラム規則への表面的順応を得られるかもしれない。長期的には，サイコパシーの強い犯罪者は，プログラムの運用の一部ないし全体を引き受けるかもしれない。これを，犯罪者に責任を引き受けることを学習させているのだと偽るかもしれない。しかし犯罪者が引き受けるべき最初で第一の責任は，自分の治療処遇への責任である。ほかのものはすべて2番目である。正式な強化の偶発事象（報償）は，犯罪者ではなく，職員のコ

ントロール下にあるべきである。騙すコードは，お互いの反社会的行動を積極的に強化する方へ犯罪者をしばしば引き込む。サイコパスは，他者をコントロールするか，プログラムを覆すために脅しを用いるかもしれない。職員は，誰にとっても明確で，社会親和的で安全で治療的な環境を提供するようプログラムを常に管理しなければならない。

　治療処遇プログラムの進行を犯罪者に任せることのマイナスの結果は，Riceら（1989）により論じられている。Hobsonら（2000）による最近の研究は，2つの理由でここに実際的関連性がある。第一に，治療中のマイナスの破壊的行動が，特別な評定尺度の開発によって定量化された。第二に治療中のマイナス行動を予測できたのは，社会的逸脱の生活様式の変数（PCL-R 第2因子；衝動性，刺激の要求，行動コントロールができないこと，無責任なことなど）よりも，サイコパシーの対人関係特性／感情特性（PCL-R 第1因子；誇大的なこと，利己的なこと，浅薄な感情，操作的なこと，騙すことなど）であった。この研究の結果は，サイコパシーのパーソナリティ特性（PCL-R 第1因子）は重要な反応性因子であるという意見をさらに支持している。

　犯罪者がプログラムをコントロールするのを防止するため，(a) 他の犯罪者への威力や権限を与えるような立場を任命する，(b) 通常職員から与えられる報償や処罰を与える責任をもたせる，(c) 他の犯罪者の治療処遇活動ないしレクリエーション活動を調整する権力をもたせる，これらをすべきではない。いったん犯罪者が何らかの権力の座を引き受けると，もはや治療処遇プロセスをうけつけない。彼らは他の犯罪者ほど治療を必要としていないと暗に決め込む可能性がある。彼らが，しばしば一定の特典をもっている首領の座を引き受けられないと理解することで，犯罪者はそうした立場のために治療時間を「圧力をかける」のに費やさないであろう。

ま　と　め

　「3相型治療処遇伝達モデル」（Gordon, Wong, Middleton, & Polvi, 2004）と「超理論的変化モデル」（Prochaska et al., 1992）は，治療処遇の伝達を構築して，治療処遇の変化を概念化するために，このガイドラインで用いられる。特

別な治療処遇課題と介入は，戦略上，犯罪者の変化の容易さと結びついた相内に位置づけられる可能性がある。必然的に，治療処遇の伝達はプログラムと施設全般の環境と十分にかなうはずである。関係するプログラム伝達問題——特に，プラスの治療環境の養成——は，職員にも犯罪者にも最も重要なものである。この領域では，さらに多くの研究が必要とされる。

第5章
プログラムの管理

　少年犯罪者向け施設内治療処遇プログラムのメタ分析で，治療処遇の性向に関する最も重要な変数の1つは治療処遇プログラムの統一性であった（Lipsey, 1992a, 1992b；Lipsey & Wilson, 1998；Hollin, 1995も参照）。プログラムないし治療処遇の統一性の維持とは，職員がプログラムで伝達することが，実際確実に伝達されることを指す。優れたプログラム管理の実践には慎重に注意する必要がある。管理も職員配置も不十分だと施設内治療処遇プログラムは失敗するだろう（Hollin, 1995）。注意深い配慮が必要な3大プログラム管理領域がある。(a) 適切ですべてを包含する管理構造と実践の採用，(b) 職員の管理，(c) プログラムの実行の管理，この3つすべてが，サイコパシー治療処遇プログラムの実施に重大な影響を及ぼしうる。それを以下に論じる。

管理構造と実践

施設内統括

　施設を基本とする治療処遇プログラムは，サイコパス向けであろうと他の犯罪者向けであろうと，通常他の矯正および保護機能を有する大規模施設内に位置づけられている。施設内プログラムの統一性を最も速く衰退させるのは，矯正と保安の運用機能と，臨床・プログラム作成機能の間の頻繁な衝突である。衰退は，次には，再犯性を減らすのに地域社会にもとづくプログラムより施設を基本とするプログラムが効果が低いという事実の部分的な説明となるかもしれない（Andrews et al., 1990；Lipsey & Wilson, 1998）。運用機能と臨床機能を統合する適切な統括モデルは，こうした懸念を解決するのに長い道のりをたどるはずである。Wong, Leis, Middleton と Mela（2001）は，最近，高度保安

司法精神科施設内の高度集中治療処遇プログラムの供給のため学際的モデルの概要を示した。彼らは，統括は包括的（両方の機能的ユニットからの象徴）であって，限定的であってはならないと提案した。統括構造は，専門家の意見と責任領域，両方の機能を尊重し，権限を与えなければならない。これは両者の相違と同時に，2つの機能が共通の目標——職員と犯罪者にとって安全で，安心な，秩序ある，治療的な，公正な環境を提供すること——に向かって一緒に機能できることを認めることによる。機能の統合と集約を進める職種間チームの概念は機能の分離と相違を明確にする多職種チームの概念より有理である。実践を基本とする管理とプログラム作成の練習，プログラムの許可，健全なプログラムの重要な指標のモニター，施設内での機能も重要である。サイコパシー治療処遇プログラムの長期的妥当性を確実にするには施設の前任管理者を熱心に支援することも重要である（Harris & Smith, 1996）。

管理モデルの選定

包括的高度集中矯正プログラムの管理には，2大モデルがある。「マトリックス管理モデル」と「プログラム管理モデル」である。

マトリックス管理モデル

マトリックス管理モデル下では，プログラムの伝達に責任のある専門家および非専門家集団は，通常部門として組織される。こうしたグループからの職員は，必要なプログラムに割り当てられる。ラインの職員はそれぞれの部門長に報告する。プログラム管理者は，通常プログラムの職員に対しラインの権力をもたない。彼ないし彼女は，例えば，施設の入退院への責任といった，どこかでもう1つの本来の機能か副次的なものをもっているかもしれない。プログラムを運用する専門家チームは，通常多職種チームのように呼ばれる（Wong et al., 2001）。

マトリックスモデルには数多くの問題が内在している。プログラム管理者は，通常ラインの権限をもたないため，仕事と責任については職員と取り決めをせねばならず，部門長はプログラムと別に配属されている。実施責任はプログラムとは別に配置されている部門系列で進められるので，実施責任とプログ

ラム内での質のコントロールを安定させて実施するのは難しい。職員の忠誠心は，それぞれの秩序に戻り，プログラムは，特に困難な時期に無防備状態である。強いリーダーシップおよび／あるいは明確なプログラムの目的・方法がないと，プログラム作業は，プログラムにもとづく目的ではなく，規律にもとづく目的に合わせることになるかもしれない。本来規律の必要条件に合うよう種々の専門家によって記された評価や治療処遇報告書が見つかるのはまれではない。こうした報告書はきわめて冗長であり，調整された情報収集ないしプログラム内での判断の手助けにはほとんどならない。専門家と他のサービスの伝達をプログラムにうまく一体化することは，しばしばチームの「化学的性質」による。つまり，明確な網目状の実施責任により，職員がどれくらい納得して，一緒に働きたいと思っているか，ということである。プログラム内での強力なリーダーシップが欠如すると，規律の内部抗争／縄張り争いは深刻にプログラムの統一性を蝕む可能性がある。

　反対に，マトリックスモデルの利点は，専門家職員の監督は，規律内の先輩専門家職員によりなされ，専門家の同一性が明確に維持されていることである。

プログラム管理モデル

　プログラム管理モデル内では，プログラム管理者はプログラム職員全体に対しラインの権限を有している。プログラム管理者の立場が鍵である。これは，精神保健システムの伝統的階層あるいは年功序列よりも，プログラムに関連する臨床的・行政上の専門家意見にもとづいて満たされるべきである。責任・実施責任・質のコントロール方法の割り当てはプログラム内で確立することができる。プログラムの目的に対するさまざまな専門家集団の貢献を統合して定着させる方が簡単である。プログラム管理モデルで任命された臨床チームは，規律を基礎とするのではなく，共通のプログラムが基本の目標に対する規律の貢献の統合と収束を反映して，「職種間チーム」と呼ばれる。職員は，プログラムの所有たる資格を多くもっているような気がする。

　プログラム管理モデルの主に不都合な点は，一部の専門職員が，独自の規律をもつ部外者で専門意見をもつ他の専門職員（例えば，プログラム管理者）の

管理を受けることである。専門報告書の質の管理にはプログラム外部の専門家の意見が欠かせないようだ。少数の専門職員はプログラム内で孤立して作業することが多くなりがちで，プログラム外部の専門家仲間とほとんど接触しない傾向にあるため，専門家のアイデンティティが希薄になるのかもしれない。同僚支援を促進するために，プログラム外部のさまざまな専門家集団向け会議を，個々の必要性に応じて設立することもできよう。共同監視の配置が役立つ。例えば，施設雇用のプログラム専従でない先輩心理学者と心理学者でないプログラム管理者で，プログラム職員である心理学者の職責の或る程度を共同監視できる。

包括的で高度集中型で施設にもとづく矯正プログラムの伝達向けに実施しうる理想的モデルはない（これまでわかっている限りで）。しかし，包括的ガイドラインを用いて確立された明確に概念化されたプログラム計画をもつことは，プログラム内でもう1つの管理問題を解消する役に立つであろう。

プログラムレビュー

十分に練られたプログラムが徐々に衰退することはまれではない。それは，政策的，社会的風潮の変化，非現実的地域の要求や行事予定に応じようとすること，反治療処遇派職員の少数だが声高なマイナスの影響，常に施設の実情に応じた治療処遇目標を設定する必要性などによるものである。プログラムの完全さを維持し，そうした有害な影響を阻止するため，積極的手段をとらねばならない。これは，プログラムが厳密であるべきであるとか，変更し得ないとか，すべきでないとかいうことではない。反対に，職員や犯罪者の体験や，新たな臨床上や研究上の洞察から得をするだけの柔軟性がプログラムにはあるべきである。しかし変更は，プログラムの目的や概念と合致しているべきである。

委員会を操縦する

プログラムと距離をおいたメンバーによって委員会を操縦することのできる正式な機構を設立すべきである。それは，建設的でバランスのとれた指導を提供し，その影響や政治の行事予定がプログラムの完全さを危うくするような個

人ないし集団とプログラムとの間の緩衝剤として作用する立場にある。

プログラムの認定

カナダ矯正局や英国刑務所といったいくつかの矯正組織では，時には面倒な手続きである公式な認定を受けなければ，プログラムを実施できない。しかし，外部で優れているとされる基準とプログラムを比較することは非常に貴重な学習体験である。認定は，変化や人材をてことして使うよい機会にもなる。それは，いい時でも施設の環境の中で達成し，実行するのが難しいものである。職員は，認定をえるという切望していた資格をプログラムが受けていると知っており，強い誇りを感じるであろう。このプロセスは，およそ3年ごとに繰り返されることになっている。2回目は，初回よりずっと簡単であろう。

プログラムの監視と結果の評価

プログラムの監視

プログラムの監視と結果の評価は，プログラムの完全さを維持する一助となる（Gendreau & Andrews, 1994参照）。プログラムの監視は，プログラムの伝達が計画どおりに実行されているかを判断する数多くの先行標識を用いた情報収集のことをいう。先行標識（例えば，どの程度犯罪者がプログラム内容を学習しているか，計画された接触時間数を伝達する際の職員のコンプライアンスなど）は，後発標識（例えば，暴力行為を伴う再犯と施設内不法行為の減少），治療処遇の究極目標より，直近の成果の測定基準となってくれる。先行標識は，プログラムの完全性を確実に維持するために継続可能な基盤をもって観測され，サンプリングされるべきである。そこには文書資料の質と範囲，職員と犯罪者の満足，プログラムの自然減少率，計画されたプログラム作成時間数対実際に伝達された時間数などの職員と犯罪者の間の治療同盟のレベルが含まれているかもしれない。プログラムの監視は，問題が確実に速やかに検出され，ただちに除かれるために不可欠である。監視は，継続的改善の必要性とし

て行われるべきであって，管理による信頼の欠如の標識としてではない。継続的監視で，経験的かつ先見的管理実践の利用が増大する。つまり，危機やうわさへの反応ではなく，客観的情報にもとづく管理の意思決定である。先行標識からのデータは，広く共有されるべきであり，結果が雄弁に語ってくれる。プラスの結果，チームはほめられることになるはずである。結果が出ないことは，成果が出ないことを修正するために管理者が先見的に動こうとするようになる。測定されることは管理され，管理されることが結果を出す。

プログラムを改善するためにいつでも職員に提案することを犯罪者に奨励すべきである。構造化された釈放のための面接ないし犯罪者満足度調査は，そうした意見を誘い出す1つの手段となる。プログラム運営会議中の，あるいは投書箱を経由の多くの非公式の意見も利用できよう。

結果の評価

非常に重大だがしばしば無視されるのは，矯正治療処遇プログラムの治療処遇の結果の客観的評価の点である。治療者による進捗報告，自己記入式心理調査票，変化についての発言は便利だが，十分な結果指標ではない。客観的でシステマティックな職員の評定と，それぞれの犯罪者の施設内行動と釈放後行動の職務上の文書記録といった，さらに客観的情報が求められる（例えば，仮釈放の結果，再有罪判決など）。

プログラム評価は特定の間隔で行われ，これはプログラムに全般的に組み入れられるべきであり，プログラムにとって不可欠な要素と認識すべきである。無作為に抽出された対照群（治療処遇なし）が理想的だが，ほとんどの入院環境や矯正環境では現実的ではない。治療処遇候補者プールの方が受け入れ可能人数より多い場合，治療処遇群を選ぶのに無作為選択プロセスを用いることができる（そうすれば，彼らを選択されない候補者と比較できるであろう）とはいえ，高リスク犯罪者に治療処遇を提供しないことを正当化するのは難しいかもしれない。妥当な比較群は治療を別形式で受けている者からなっており，治療処遇群にいる者とマッチさせてある（例えば，年齢，犯罪歴内の暴力行為の程度，PCL-R得点など）。

誰かが再犯するかしないかとか単一の基準変数を用いるより，再犯する期間

といった基準数，犯行のタイプと深刻さ，犯行の回数，その後の収容期間などを用いるべきである。生存分析，ロジスティック回帰分析，犯罪歴プロフィール分析（Hemphill, Templeman, Wong, & Hare, 1998）のような統計的手法を，再犯性に関する特定の疑問に答えるのに用いることができる。

治療処遇はサイコパシーのために治療法を提供することもできなければ，治療処遇効果は永続もしない，ということを付言することは重要である。何年にもわたり治療処遇効果を維持するためには，治療処遇要求を強化し，新たにし，修正しなければならない。治療処遇効果が2～3年後あせはじめた場合，治療処遇が失敗したということではなく，ただ治療処遇ガイドラインが終生の行動管理戦略の最初の部分であるにすぎないというだけのことである。

治療処遇プログラム向けマニュアル

治療処遇マニュアルは，プログラムの内容・伝達・管理を構造化し，運用するのに役立ち，プログラムの完全性の維持の一助となるべきである。マニュアルは，治療処遇の伝達の方向づけも行うべきであり，治療処遇チーム内で種々の専門家向けの共通の参考文献の役割を果たしてくれる。マニュアルは，シフト交代時や職員欠席の間の作業の配分のしなおしを単純化することによって，ケアの連続性をよくもしている。犯罪者の反応性問題への順応性や配慮は，サイコパスのような高リスクで治療処遇抵抗性犯罪者の治療処遇における鍵となる要素である。マニュアルそれ自体は，職員が担当し，サービスの伝達の仕方を示唆し，評価の過程の概要を示すなど，せねばならない構成概念を組み立てるはずである。マニュアルは，素材[1]をどう示すことがベストであるかを決定する際の治療処遇担当者に相当の許容範囲をもたせているはずである。さらに情報を得る場合，第4章の「治療処遇の進歩とリスクの減少の測定」を参照。

1　本マニュアルに記されているガイドラインにもとづき，十分な供給源と経験をもつ施設は，独自のマニュアルを開発することができるべきである。その際に，設備，犯罪者集団，治療処遇の権限を考慮に入れよ。

諸機関間での調整を伴う継続管理

　犯罪者が，治療処遇プログラムから地域社会（条件つき釈放あるいは仮釈放で）へ，あるいは必要な収容期間を終えるための施設へ釈放された後，プログラム遂行中に身につけた知識とスキルを新しい環境にも適用するために，補助面接を伴う徹底的継続管理期間は役立つ。集中した継続管理サービスは，犯罪者が地域社会に調和するようになれば，徐々に減らしていくべきである。治療処遇後リスク管理と支援は，プラスとなる治療処遇効果が確実に維持されるため，またその者が地域社会に仮釈放されるなら，公共の安全が確実に守られるために非常に重要である。この重要な接合点でのサービス供給を切り盛りするために，治療処遇後のリスクに備えるリスク管理モデルを提案する（Wong & Gordon, in press）。治療処遇の終了時に，その者の再犯性リスク（高い，中等度，低い）と治療処遇を続けるための全般的準備を，変化の5段階の1つによって指摘されたように，評価すべきである，とモデルは推奨している。適切な継続管理サービスは，リスクに備えた各局面の釣り合いをとるべきである。例えば，中等度リスクで変化の準備期にある者，およびリスクレベルは同じだが変化の前熟考期にある者は，両者とも同じ（中等度）リスクレベルにあるので，同程度の監視と監督を受けるべきである。しかし，準備期の者は，変化の前熟考期の対象者より，治療処遇の支援とサービスの利用方法を多く与えられるべきである。加えて，継続管理サービスは，利用しやすく，実際的意味があり，かなり頻繁でなければならない。つまり犯罪者は，サービスを利用するために，不合理な障害（例えば，長距離の移動）を乗り越えねばならないようなことがあってはならない。継続管理サービスは，プログラムガイドラインと同じ理論面と運用面の方向性をもつべきであり，犯罪者の生活状況に見合っていなければならない。それは，サービス提供者と妥当なレベルの接触を犯罪者が維持するにたるだけの回数でなければならない。

　継続管理サービスは，地域社会での治療処遇の構成要素として機能しうる。この構成要素には，地域社会の矯正施設として犯罪者に住居を提供し，労働し，学校に出席し，家族をもつことを認め，日中に地域社会と接触することが

含まれる。犯罪者は，必要であれば，追加の治療処遇あるいは支援活動のため夜間施設に戻るであろう。この準備は，犯罪者の日々の行動をごく近くで職員が監視し，早期に問題（物質乱用や犯罪者仲間との交際といったもの）の前兆を検出できるようにしてくれる。ちょっとした逆戻りはプログラム内で対処でき，特権および／あるいは特別の介入の喪失に至るかもしれない。一方，もっと深刻な逆戻りは条件つき釈放ないし仮釈放の即時停止および正式な症例の再検討に終わる。

継続管理サービスと公式な仮釈放時の監視体制とをしっかりとまとめる必要がある。仮釈放指導官は治療処遇プログラムの見解と本質に精通しているべきであり，サイコパスの監督・管理に関する特別なトレーニングを受けている必要がある。ケアの一貫性と継続性を維持するには，諸機関同士の協調と協力が不可欠である（Wong & Gordon, in press）。諸機関同士の協調がないと，職員と犯罪者を無効力，混乱，挫折にいたらせ，サービスの繰り返しにいたるだろう。

プログラム職員の管理

治療処遇プログラムは，それを伝達する職員にのみ忠実である。職員の選別・トレーニング・管理の重要性を強調しすぎるということはない。

プログラム考案者／管理者

考案し，実施を監督し，プログラム運用の方向づけを担当している者は，認知行動プログラムと再発防止矯正プログラムの原理と運用の訓練を受け，経験をつんだ公共医療の専門家でなければならない。彼らは，矯正の評価と治療処遇に関する「効果のあること」の文献はもちろん，サイコパスに関する理論と研究，すなわち疫学，本質，評価，認知・感情そして神経生物学的相互関係，精神保健および刑事司法システムへの潜在的重要性にも精通していなければならない。プログラムの長は，臨床・行政ポストであり，地位に適切な教育，訓練，経験が不可欠である。

職員の選択と業務契約

着手段階には有能な職員を選択しなければならない。矯正治療処遇プログラムの運用に不可欠な教育・体験・能力・スキルを中心にすえた業務契約とならねばならない。一般的契約は，特定の規律には特異的だが，プログラムの要求に全くつながらないような古くからの基準におおむねもとづいている。プログラムに特異的な基準にもとづき選抜された治療計画案は，経験をつんだ産業組織心理学者のような人的資源の専門家と相談しながら開発されるべきである。

訓練と監督

治療処遇職員の全員が，割り当てられた業務を遂行できる能力レベルに達するまで訓練されるべきである。彼らは，犯罪行為の理論，予測，治療処遇について適切な（むしろ追従）訓練を受けるべきである。彼らは，認知行動療法と再発防止治療処遇の一般的適用，動機付け面接，作業同盟原則について，正式な教育と，実作業を通じてかインターンの形で監督つき訓練を受けるべきである。彼らはサイコパシーに関する臨床文献と実験文献に精通し，サイコパシー犯罪者やその他の高リスク，高度要求犯罪者の取り扱いに熟練し，治療処遇ガイドラインの実施に際して経験をつむ時，慎重な管理期間を経るべきである。彼らは，治療処遇の結果について現実的期待があるべきである。

職員全員が，プログラムの原理とアプローチ全般を理解し，同意していることが重要である。彼らは，何がなされる必要があるかだけでなく，なぜなされねばならないかも正しく認識しているべきである。後者によって，彼らは優れた臨床判断力を発揮し，考え抜かれた理性的な仕方で自由裁量権を行使することができる。

治療処遇の伝達にあたって優れた臨床スキルが不可欠である。特にサイコパスのような高リスクで治療処遇抵抗性犯罪者については。「プログラム管理者」ないし，任命された指導臨床家は，系列職員との協力のもと，進行中の臨床管理と教育をプログラム職員に提供するために，明確に表現され相互に許容できる臨床管理戦略（運用上の監督とは別個の）を確立すべきである。臨床管理の目的は，機能的作業関係を職員と犯罪者の間に確実に存在させるため，境界線

侵犯を防止するため，そして職員に計画されたプログラムをたしかに伝達させるためである。サイコパスの治療処遇の境界線問題が現れる可能性を考えると，優れた臨床管理は，特に経験不測の職員向けには，非常に重要である。しかし管理は，敏感性をもち，同僚の支援をうけて遂行されねばならない。

プログラムの「所有者」を奨励するために，職員はプログラムの開発と評価およびデータの収集にきっちりとかかわるべきである。熱心で，かかわりをもち，支援されている職員は，無関心ないし怠慢な者よりバーンアウトにも屈しないであろう。プログラムの職員のラインの責任と機能上の責任を明確に説明する必要がある。

作業同盟を形成する

プラスの職員−犯罪者の相互作用と矯正の介入効果の関係は，以前より認識されている（例えば，Palmer, 1965, Palmer, 1996よりの引用；Jesness, 1975）。Jesness, Allison, McComick, Wedge と Young（1975, pp.153-154, Palmer, 1996よりの引用）は，犯罪者とケースワーカーの間の相互の好感度が高いか，嫌悪感が高いかが，再犯に結びつくと報告した。相互の高感度が高い者は10%しか失敗しなかった。相互の嫌悪感が高い者の40%が失敗した。プラスの好感と再犯の関連は，一般的犯罪者特性というよりケースワーカーの犯罪者への行動の違いの結果の可能性が高い。犯罪者の職員へのプラスの好感の非特異的要因は，いかなる特異的治療処遇効果が現れようと強化し，治療処遇のタイプと同程度に成果の一因となった（Jesness, 1975, p.759）。入院型高度集中型治療処遇プログラムに参加する受刑中犯罪者の3年プロスペクティブ研究で，Witteら（2001）は，最初の治療処遇職員との良好な作業同盟の報告（作業同盟調査票により測定；Horvath & Greenberg, 1989）は，暴力行為を伴う再犯と伴わない再犯の低下を予測することを見いだした（犯罪者のリスクとは独立）。

Gendreau（1996）は，職員が対人関係に敏感で，建設的仕方で犯罪者とかかわるべきであり，適切な訓練と管理を受けるべきだと指摘した。職員は，堅実だが，公正であり，強いが理解があり，思いやりがあるべきである。関連する対人関係スキルには，コミュニケーションの明快さ，温かさ，ユーモア，オープンなこと，専門家の境界線を自覚する能力が含まれる。こうしたスキル

で，職員は，犯罪者と協力的に作業し，良好な作業同盟を促し，社会親和的行動のモデルを作り，そうしてプログラム違反者に対するプラスの強化の有効な供給源となることができる。

職業上の境界線を維持する

犯罪者との作業では，職業上の境界線を維持するための特別な難題が現れる。多くの犯罪者が，肉体的および／あるいは性的な虐待，あるいは混沌とした家族背景を体験しており，発達期に適切な社会役割モデルと対人関係の役割モデルを経験していないかもしれない。彼らは，治療処遇の境界線を理解し，尊重するために必要とされる知識，体験，スキルをもっていないかもしれない。そうしたマイナス体験があろうがなかろうが，サイコパスの略奪的本質は――彼らは心地よい魅力と良心の呵責なく他人を利用する――，未熟な職員を職業上の境界線侵犯の可能性が高い状況におく。そのため，職員は，境界線の維持を監視し，多大なる努力を常に怠らない必要がある。操ること，嘘をつくこと，騙すこと，職員を分裂させること，自傷未遂ないし脅し，好戦性，虐待性，攻撃性といった治療処遇妨害行動は，治療処遇の伝達に明らかに不利益を生じさせる。

治療処遇妨害行動に，職員は不適切な情動反応や行動上の反応（逆転移）を示すかもしれない。こうした不適切な反応は，治療処遇に逆効果であり，治療処遇の中で他の職員が確立した作業同盟や信頼を壊してしまう。これは職員と犯罪者の間に作業同盟を形成ないし再形成するためにうまく処理されねばならない。サイコパスないし処遇困難あるいは治療抵抗性のその他の犯罪者と作業する際に，職員が表すだろう感情や行動のいくつかを以下（Doren, 1987参照）に示す。

1．絶望感：
a．虐待的で好戦的行動への反応性の恐怖と恨み
b．何も効果がなさそうなため，無力感と絶望感
c．犯罪者への例外を作るか，かかわりを避ける必要性，つまり虐待性と攻撃性への対処に疲れた結果として事態を成り行き任せにする

d．操られたり，食いものにされるのを避けようと過剰に警戒する
　　e．嘘と策略の被害にあう
　　f．個人的失敗や不十分さを体験する
２．**報復欲求：**
　　a．当事者をみくびり，罰し，衰弱させる
　　b．怒りと攻撃性で反撃する
　　c．問題行動を抑制しようと，過剰なコントロールを働かせる
　　d．意思の力で戦っている
３．**過保護になり，個人的人間関係をつくる**
　　a．当事者への先入観のある擁護者・代弁者となる
　　b．当事者に個人的感情や性的感情を見いだす
　　c．当事者と個人的関係や非職業的関係を打ち立てる。時には彼を救おうとしたり，自分の要求を満たそうとして。

　個別対応が基本のサイコパスとの作業では，職員がサイコパスの操りや他の治療処遇妨害行動の危険に一層あいやすくなる。これに対し，3〜4名の小さいが強い結合力のある治療処遇チームであれば特に難しい犯罪者向けに介入法を提供しうる。チームアプローチは，職員の分裂の機会を減らし，チームメンバー向けの支援と報告を可能にする。
　職員は，たんに境界線侵犯を避けるため，あるいは特定犯罪者の悪評のためにサイコパシー犯罪者とのかかわりを避けてはならない。対人的かかわりあいなしに，機能的作業同盟を樹立することはできない。しかし，職員が治療処遇での自分の役割を認識し，サイコパスが表すかもしれない多くの自己破壊的行動への反応に適切に対処できれば，治療処遇を安全かつ効果的に伝達することができる。
　職員は，職業上の境界線を厳密に維持しなければならない。境界線侵犯は，治療処遇チームの結束と連帯意識の崩壊を防ぐために，早期に堅固に対処されねばならない。こうした難しい，微妙な問題を先を見越して対処することは，起こってから状況に反応するより好ましいものである。サイコパスは，他人をバラバラにして，分裂した状況を活用する達人である（Babiak, 1995）。内部

抗争といさかいで，チームは焦点と客観性を失うことになり，有毒な治療環境を作り出すであろう。職員はまた，サイコパスと依存を育むことなく（同盟であって，信頼ではない），また境界線侵犯の危険を冒さずに作業同盟を定着させるよう励まねばならない。

　しっかりした臨床管理は，境界線侵犯の検出と早期指摘に役立つ。職業上の境界線と客観性を維持するために，職員の感情と反応は，公けにされ議論され，同僚のオープンで建設的フィードバックとともに平等な支援環境において管理されねばならない。この種のフィードバックは，お互いの職業能力や独立性への疑問としてではなく，客観性と職業上の境界線を維持するための職員の相互助け合いとみなすべきである。境界線問題は，そもそも問題発生を防止するため，こうした問題を議論に持ち出して，グループがそのことを気楽に話すために，チーム会議で日常的に論じられるべきである。職員は，境界線問題でお互いの行動を監視する目的でバディー方式（2人ないし3人組）を作ることを望むかもしれない。

　こうした問題を適切に処理しない限り，境界線問題を体験する職員は，仕事仲間からますます孤立するようになるかもしれない。孤立を感じる職員は，守秘義務のある情報をもらすよう操られる，持ち込み禁止のものを不正に持ち込む，施設の規則を破るなどサイコパスの策謀に攻撃されやすい。そうした行動は，かかわっている職員の職業上の健全さだけでなく，プログラム全体の健全さをも危うくする。極端な場合，他の職員の身体的健康と施設の安全性が危機に陥るかもしれない。

　サイコパスの入院治療処遇は通常，精神保健専門家チームが伝達する。彼らは治療処遇の同意をとり，事例の情報の秘密性を守るよう求められている。事例の情報や，集団および，ほとんどの場合個人面談で得られた情報は，サイコパスによる操作を避けるため治療処遇チームのメンバーで共有されるべきである。そうしないと，保秘の名目で，矛盾する情報を別の職員に示す機会をサイコパスが作り出すかもしれない。そうすることで治療処遇の弱点や衝突を作り出すのである。

　職員は，サイコパスから受け取った情報を共有し，確証できねばならない。保秘の限界は，書面で明確に表現され，治療処遇チーム全員により承認される

必要がある。治療処遇に入る条件として、将来の法的異議申し立てを避けるため、保秘の限界に犯罪者も同意しなければならない。

職員支援

長期間の第一線でのサイコパスとの作業の後、職員のバーンアウトの可能性はかなりある。管理者は、必要な場合支援と軽減を提供する点で（例えば、仕事のローテーションを満たすことで）、先見的行動をとるべきである。

チームで作る活動、例えば自己評価やレビューは、適当なプログラム段階での評価プロセスの一部であるべきである。グループワークや個人作業後のデブリーフィングは、職員間でのオープンで建設的フィードバックに加えて、日常的に行われるべきである。

「非常事態・ストレスマネージメントチーム」を設立して、職員と犯罪者に支援とデブリーフィングを提供する（72時間以内に）よう訓練されるべきである。非常事態（例えば、暴行）は、きっと起こるのだから（Mitchell & Everly, 1993）。

処罰を管理する

『サイコパシー治療処遇プログラムのためのガイドライン』の著者は、行動を変えるために処罰それだけの使用を援護したり支援したりしない。「効果のあること」文献とたび重なるメタ分析は、処罰的基準が、そもそも再犯率を悪化させるので、最終的には破壊的影響をもつことを示している。Lipsey（1992a, 1992b）の大規模メタ分析レビューで、衝撃的拘留といった処罰にもとづくプログラムや徹底的な監視、同様のアプローチから、対照群に比べ平均して再犯率の25％増という結果が出た（McGuire & Priestley, 1995, p.10）。行動を変更するため、すなわち好ましい行動の強化のために、処罰よりも優れた効果的方法が他にもある。たとえ処罰が好ましくない行動を抑えるのに用いられたとしても、適切に強化しないと好ましい行動が強まらないであろう。職員は、なぜ処罰それだけでは、社会親和的行動の促進に役立つ方法ではないのかを、はっきり理解すべきである。もし処罰を一定の行動を抑えるのに用いる場合、以下の条件を満たさねばならない（McGuire & Priestley, 1995, p.13）。

1．**必然性**　好ましくない行動が現れた場合，例外なく後で処罰される。
2．**即時性**　効果を最大とするため，減らさなければならない行動に続いて事実上即時に処罰を行う。
3．**重症度**　好ましくない行動を減らすため，処罰が非常に強力に行われる必要がある。
4．**代替行動の利用可能性**　もし好ましくない行動の抑制後に，他の好ましい行動が噴出し，強化されるなら，処罰は役に立つかもしれない。さもなければ，好ましくない行動が，犯罪者がほしい物を手に入れるために利用できる唯一の選択肢のままである。
5．**包含性**　行動の原因と影響および処罰体験という結末は共有され，理解されねばならない。

　めったに上記の条件に適合しないため，処罰は，施設内環境では役に立たないようである。好ましくない行動は，一貫して処罰されるのではない。さまざまな職員が，処罰に対し異なる閾値を設定しているかもしれない。そして処罰を受けた犯罪者は，同じことをしても彼の同僚は処罰されないことを知るかもしれない。好ましくない行動の後，即時に処罰されることはめったにない。罰金や判決には時間がかかり，職員はたくさんの書類仕事を処理する必要がある。見かけの人道主義的理由のため，下される処罰の重さには限界がある。その上，処罰形式のいくつかは，犯罪者によって処罰とみなされていない。例えば，隔離されて時間を過ごす（独居房タイム）のは，しばしば多くの犯罪者が逆境と考えていない。代わりに社会親和的行動を犯罪者に教え，それを適切に強化しない限り（つまり犯罪者が反社会的方法を押し通すために用いたことを，社会親和的に行動できるようにする），利用されないだろう。いくつかの偶発的処罰は，全く道理にかなっていない。例えば，最近の物質乱用に関する情報を自発的に申し出て，助けを求める（つまり，正直に行動し，変化を望む）犯罪者は，非合法な物質使用で処罰されるかもしれない。

　ほとんどの施設で，身体への攻撃のような一定の行動は，臨床現場の職員のコントロール範囲外となる強制命令をうける結果をまねく。サイコパシー治療処遇プログラムを実行する前に職員は，プログラムの許容範囲内で，施設の方針に従う実際的な結果を施設管理者と協議すべきである。施設内の不正行為や

違反は結果的に，プラスの行動変化の一因となるべきであり，少なくとも治療処遇プログラムが達成すると思われることを妨げてはならない。事後協議よりも事前行動の方が，望ましい選択肢である。この戦略は，非プログラム職員がプログラムの本質と目標，その上処罰を除く戦略が行動を変えるのに効果がありうるという根拠を理解していなければならない。このことは，プログラム職員が犯罪者の容認しがたい行動をやりおおすのを許しているという認知も減じてくれるだろう。

プログラムの実行

HarrisとSmith（1996, p.183）は「（プログラムの）失敗と成功の本来の原因は，方針とプログラムの実行の仕方次第である」としている。実行には，随伴するガイドラインやマニュアルとともに一定のプログラムを採用すること，職員がやるべきことをするよう訓練すること，そしてプログラムの機能継続を期待する以上のことがかかわっている。実行には新制度を始めた人々やそれを導入する組織環境の構想と目標の調節過程が含まれる（Harris & Smith, 1996, p.183）。それには，プログラムが局所的要求や環境に見合うまで続く多くの反復と逐次近似法が含まれる。適合がよくなればなるほど，プログラムが生き残って成長する可能性が高くなる。調和モデル（図1.2）での「管理」と「施設／地域社会環境」の間の双方向矢印は，たんにそうしたプログラムをその環境に調和させるのと，その逆の反復過程を表す。そうした調和を成し遂げるには，(a) 実行チームによる慎重な計画，(b) チームに移動性をもたせ，うまく配置するための管理上の体験と臨床スキルをもつプログラム管理者による優れた統率でうまくいかせ，新しいやり方を維持すること，(c) プログラムと大きな環境の間の共生関係を作り出すのに必要な供給源と支援の執行部による供給が必要である。上首尾のプログラムの実行に，同じ条件が必要とされる。

上首尾のプログラムの実行の特徴

矯正プログラムの生き残りは，いかに実施するかにおおいにかかっている。文献レビューによると，何人かの研究者は上首尾のプログラムの実行に相関要

因を同定している（Ellickson & Petersilla, 1983 ; Harris & Smith, 1996 ; Larson, 1980 ; Petersilia, 1990, p.130）。彼らの報告は地域社会の矯正プロジェクトの分析にもとづいている。著者らは，こうした相関要因は施設内のプログラムにも適用できると考えている。相関要因とは以下のとおりである。

1. プロジェクトは火急の地域問題を扱っている。
2. プログラムを実行するための偽りなき動機が，初めからある。
3. 「利害関係者」，つまり，プログラムの存続に一言ある者の目標を支援することを，プロジェクトは明確に表現している。
4. 必要とされる修正用ガイドラインを提供する明確な理論により，プロジェクトは左右される。
5. 組織の最高統率者と，プログラムの実行に協調が求められるその他の管理グループとからの支援がある。
6. プロジェクトの目的と価値に活発にかかわる統率者や，職員の動機づけとプログラムの実行を支援するために実際的戦略を考案することができる統率者が組織にいる。
7. 政治的関心や職業上の関心に注意が払われる。
8. 統率者の考えや価値観を共有し，プロジェクトの実行と運用を手引きする管理者をプロジェクトがもっている。
9. 現場の人間は，プロジェクトに強制されるというより，その所有権をもっている。つまり，彼らはその開発に参加し，その完全性を維持する動機をもっている。
10. 現場の人間は，プロジェクトを実行するのに適任である。
11. プロジェクトは，明確な職権の境界がある。誰が担当しているかについて不明確な点はない。
12. 新しいプログラムを実行するのに必要な組織的変化は，急進的で包括的なものではない。
13. 組織には，確かな管理者，職員の低い転職率，豊富な供給源が備わっている。

こうした成功に関連する13項目から，HarrisとSmith（1996）は革新的プログラムの実行を成功させるための鍵とみなす上位3特性を同定した。第一に，

プログラムとそれが実行される環境の調和が密になるほど，実行が成功する機会は増える。優れた調和は，治療処遇プログラムの目標と管理構造と，より大規模な組織の目標と管理構造とをいかにうまく最終調整するかに帰する。例えば，暴力行為の縮小と犯罪者の地域社会への安全な復帰が，プログラムの根本的目標であるなら，こうした目標は，プログラムが設置されている組織の上位の目標でもあるべきである。組織の目標が，できるだけ長く犯罪者を拘留することであれば，はなはだしい目標の調整不良があることになる。

プログラムと組織の目標を明確に調整すると，プログラムはプログラムを受け入れてくれる環境を提供するだろう。こうした目標を設定し，説明するにあたり，伝達しえないことを約束してはならない。プログラムの目標には，施設内不法行為や暴力行為を伴う再犯のリスクを減じることが含まれているべきである。

プログラムと組織の目標は，運用可能であり，測定可能であるように明確に表現されるべきである。それはプログラムの担当職員と管理者全員，さらには上位組織と政界内の重要人物にも広く伝えられるべきである。利害関係者は，その目標が明々白々で，あいまいでなければ，プログラムを支援する可能性が高い。利害関係者に定期的にフィードバックを行うことは，彼らの支援の継続に役立つであろう。メディアに対応する広報専門官を任命しておくと非常に役に立つかもしれない。

第二に，システムのすべてのレベルでプログラムの実行への責任が必要である。これにはラインの職員，プログラム管理者，組織の幹部統率者，プログラムの政治的環境上重要な利害関係者のレベルである。ラインの職員から上級管理者に至るまで関係者全員が，いくつかの治療処遇面に積極的に確実にかかわることで，責任と合意が最もうまく発現する。

第三に，その構造と目的に合致するレベルでプログラムを支援するために，供給源を利用できるようにすべきである。プログラムと組織の目標が密に調整されていれば，組織からプログラムへの供給源の流れは容易に正当化される。柔軟なプログラムは存続の機会がより多いであろう。特に財政的圧迫がある場合，プログラムの修正はなされねばならない。

ま　と　め

　サイコパシー治療処遇プログラムをうまく管理すること，プログラムの完全性を維持すること，プログラムの成り行き任せを避けることは重要である。管理チームは，適切な管理構造と地域の状況にあった実施を選択すべきである。慎重な職員の選抜と，訓練・支援は，プログラム内の適材適所を保証するのに不可欠である。職員は，自分の身の安全を確保し，サイコパスの治療処遇妨害行動にもかかわらず有能でありつづけるために，職業上の境界線を明確に維持しなければならない。新しい施設プログラムは，より上の施設と地域社会環境とうまく確実に調和するよう，慎重に実行されるべきである。

第6章
結　語

　サイコパスの治療処遇は失敗する運命にある，あるいは治療処遇がサイコパスを悪化させうるといった臨床的教えは，彼らには不適切な従来の治療処遇プログラムを用いた経験にもとづいている。施設に収容されているサイコパスにふさわしく考案され，評価された治療処遇プログラムが，実行されねばならない。暴力行為と反社会的行動は，サイコパスを収容するか法的に拘束する主たる原因である。彼らの治療処遇の中心点は，彼らの中核的パーソナリティ特性を変更することというより，暴力行為や反社会的行動のリスクを減らすことであるべきである。サイコパスの治療処遇は矯正上の治療処遇の特殊ケースとみなすことができよう。

　本マニュアルの目的は，サイコパスの治療処遇における理論的アプローチを明らかにし，それを1つの治療処遇プログラム向けの実践的ガイドライン一式につなげることである。これは，「効果のあること」を扱ったサイコパシーの臨床および実験にもとづく文献と，プログラム管理に関する文献だけでなく，サイコパスとその他の高リスク犯罪者の評価・治療処遇・管理面での多年にわたる研究・臨床経験をまとめることにもとづくアプローチである。「効果のあること」文献は，効果のある矯正治療処遇プログラムの一般原則（リスク－要求－反応性原則）を明確につきとめた。それは，サイコパスの治療処遇プログラムにとって出発点であるはずである。自己中心性，動機の欠如，情動面および情報処理の異常ないし欠損といったサイコパスの認知特性とパーソナリティ特性は，プログラムの伝達に際し配慮されねばならない重要な反応性因子である。その上，治療処遇プログラムはプログラムの完全性を維持するために十分に管理されねばならない。しっかり管理しないと，サイコパスはすばやく，介入の健全さを危うくさせることができる。

　好結果を生むサイコパシー治療処遇プログラムでは，暴力行為の直接ないし

間接的原因である犯罪生成因子が治療処遇ターゲットとみなされるべきである。治療処遇は高度に構造化されると同時に，治療処遇の容易さのレベルと学習スタイルの点で均質ではない犯罪者を収容するだけの柔軟性がなければならない。治療処遇への動機がないことを，治療処遇からサイコパスを排除する根拠として用いてはならない。代わりに，治療処遇提供者は，犯罪者の容易さのレベルにかなうよう介入戦略を調整すべきである。適切な職員訓練と，監督，支援のおかげで，職員らは，サイコパスの治療処遇妨害行動への対処にそなえられるのである。十分な訓練と支援を受けている職員は，バーンアウトや境界線侵犯を経験することも少ないようであり，臨床的にも有能な傾向が高いはずである。そのすべてが治療処遇効果を増大させるであろう。生き残り，成長する施設を基本とするプログラムにとって，変化し，地域の要求と制約に順応できなければいけないと同時に，プログラムの完全性を維持できなければいけない。

「3相型治療処遇の伝達モデル」のようなサイコパシー治療処遇プログラムのいくつかの側面，司法の治療処遇の「変化の段階」の概念化，信頼できる妥当な評価手法は，犯罪者治療処遇プログラムですでに実行され検証されている。プログラム管理アプローチやプログラムの監視，評価と臨床管理といった数多くの提唱されている管理実務は，施設のプログラムを管理するのにも用いられている。このガイドラインに出ている多くの提案は，高リスク・高度要求犯罪者集団の治療処遇で非常に役に立つことがわかっている。こうした提案は，正しい方向への小さい一歩であることを著者は望んでいる。しかしサイコパスの治療処遇のために効果のあるプログラムの開発と評価の道のりはまだまだ遠いといえよう。

文　献

Agee, V. L. (1986). Institutional treatment programs for the violent juvenile. In S. J. Apter & A. P. Goldstein (Eds.), *Youth violence: Programs and prospects* (pp. 75–88). Elmsford, NY: Pergamon Press.

Albanese, M. A., & Mitchell, S. M. (1993). Problem-based learning: A review of literature on its outcomes and implementation issues. *Academic Medicine, 68*, 52–81.

Andrews, D. A. (1982). *The Level of Service Inventory (LSI): Report on the assessment and evaluation project.* Toronto: Ministry of Correctional Services.

Andrews, D. A. (1995). The psychology of criminal conduct and effective treatment. In J. McGuire (Ed.), *What works: Reducing reoffending: Guidelines from research and practice* (pp. 3–34). Chichester, UK: Wiley & Sons.

Andrews, D. A., & Bonta, J. (1995). *The Level of Service Inventory–Revised User's Manual.* Toronto, Canada: Multi-Health Systems.

Andrews, D. A., & Bonta, J. (2003). *The psychology of criminal conduct* (3rd ed.). Cincinnati: OH: Anderson Press.

Andrews, D. A., Bonta, J., & Wormith, J. S. (2004). *Level of Service/Case Management Inventory (LS/CMI) User's Manual.* Toronto, Canada: Multi-Health Systems.

Andrews, D. A., & Kiessling, J. J. (1980). Program structure and effective correctional practices: A summary of the CaVIC research. In R. R. Ross & P. Gendreau (Eds.), *Effective correctional treatment* (pp. 441–463). Toronto, Canada: Butterworths.

Andrews, D. A., & Wormith, J. S. (1984). *Criminal Sentiment Scale and criminal behavior.* Ottawa, Canada: Ministry of the Solicitor General of Canada.

Andrews, D. A., Zinger, I., Hoge, R. D., Bonta, J., Gendreau, P., & Cullen, F. T. (1990). Does correctional treatment work? A clinically relevant and psychologically informed meta-analysis. *Criminology, 28*, 369–404.

Arbuthnot, J., & Gordon, D. A. (1986). Behavioral and cognitive effects of a moral reasoning development intervention for high-risk behavior-disordered adolescents. *Journal of Consulting and Clinical Psychology, 54*, 208–216.

Babiak, P. (1995). When psychopaths go to work: A case study of an industrial psychopath. *Applied Psychology: An International Review, 44*, 171–188.

Bandura, A. (1969). *Principles of behavior modification.* New York: Hold, Rinehart & Winston.

Banks, S., Robbins, P. C., Silver, E., Vesselinov, R., Steadman, H. J., Monahan, J., et al. (2004). A multiple-models approach to violence to violence risk assessment among people with mental disorders. *Criminal Justice and Behavior, 31*, 324–340.

Barley, W. D., Buie, S. E., Peterson, E. W., Hollingsworth, A. S., Griva, M., Hickerson, S. C., et al. (1993). The development of an inpatient cognitive-behavioral treatment program for borderline personality disorder. *Journal of Personality Disorders, 7*, 232–240.

Berkowitz, L. (1970). Experimental investigations of hostility catharsis. *Journal of Consulting and Clinical Psychology, 35*, 1–7.

Beyko, M., & Wong, S. C. P. (in press). Predictors of treatment attrition are indicators for program improvement, not offender shortcomings: A study of sex offender treatment attrition. *Sexual Abuse.*

Blair, R. J. R., & Cipolotti, L. (2000). Impaired social response reversal: A case of "acquired sociopathy." *Brain, 123*, 1122–1141.

Blair, R. J. R., Jones, L., Clark, F., & Smith, M. (1997). The psychopathic individual: A lack of responsiveness to distress cues? *Psychophysiology, 34*, 192–198.

Bonta, J. C., LaPrairie, C., & Wallace-Capretta, S. (1997). Risk prediction and re-offending: Aboriginal and non-aboriginal offenders. *Canadian Journal of Criminology, 39*, 127–144.

Bonta, J., Law, M., & Hanson, K. (1998). The prediction of criminal and violent recidivism among mentally disordered offenders: A meta-analysis. *Psychological Bulletin, 123*, 123–142.

Bonta, J., Parkinson, R., Pang, B., Barkwell, L., & Wallace-Capretta, S. (1994). *The revised Manitoba Classification System for probationers.* Ottawa, Canada: Solicitor General Canada.

Bordin, E. S. (1979). The generalizability of the psychoanalytic concept of the working alliance. *Psychotherapy, 16*, 252–260.

Bordin, E. S. (1994). Theory and research on the therapeutic working alliance: New directions. In A. O. Horvath & L. Greenberg (Eds.), *The working alliance: Theory, research, and practice* (pp. 13–37). New York: Wiley & Sons.

Buss, A. H., & Durkee, A. (1975). An inventory for assessing different kinds of hostility. *Journal of Consulting Psychology, 21*, 343–349.

Carkhuff, R. R. (1987). *The art of helping* (6th ed.). Amherst, MA: Human Resource Development Press.

Cleckley, H. (1976). *The mask of sanity* (5th ed.). St. Louis, MO: Mosby.

Cooke, D. J., Forth, A. E., & Hare, R. D. (Eds.) (1998). *Psychopathy: Theory, research, and implications for society.* Dordrecht, The Netherlands: Kluwer.

Cornell, D. G., Warren, J., Hawk, G., Stafford, E., Oram, G., & Pine, D. (1996). Psychopathy in instrumental and reactive violent offenders. *Journal of Consulting and Clinical Psychology, 64*, 783–790.

Cottle, C. C., Lee, R. J., & Heilbrun, K. (2001). The prediction of criminal recidivism in juveniles: A meta-analysis. *Criminal Justice and Behavior, 28,* 367–394.

Crick, N. R., & Dodge, K. A. (1994). A review and reformulation of social information-processing mechanisms in children's social adjustment. *Psychological Bulletin, 115*, 74–101.

Cullen, M. C. (1992). *Cage your rage: An inmate's guide to anger control*. Lanham, MD: American Correctional Association.

Damasio, A. R. (1994). *Descartes error: Emotion, reason, and the human brain*. New York: Putnam & Sons.

Davison, G. C., Williams, M. E., Nezami, E., Bice, T. L., & DeQuattro, V. (1991). Relaxation, reduction in angry articulated thoughts, and improvement in borderline hypertension and heart rate. *Journal of Behavioral Medicine, 14*, 453–468.

Deffenbacher, J. L., Story, D. A., Stark, R. S., Hogg, J. A., & Brandon, A. D. (1987) Cognitive-relaxation and social skills interventions in the treatment of general anger. *Journal of Counseling Psychology, 34*, 171–176.

Deffenbacher, J. L., Thwaites, G. A., Wallace, T. L., & Oetting, E. R. (1994). Social skills and cognitive-relaxation approaches to general anger reduction. *Journal of Counseling Psychology, 41*, 386–396.

Dembo, R., Williams, L., Getreu, A., & Genung, L. (1991). Recidivism among high-risk youths: Study of a cohort of juvenile detainees. *International Journal of the Addictions, 26*, 121–177.

DeRisi, W. J., & Butz, G. (1975). *Writing behavioral contracts: A case simulation practice manual*. Champaign, IL: Research Press.

DiPlacido, C., Simon, T. D., Witte, T., Gu, D., & Wong, S. C. P. (2004). Treatment can reduce recidivism and institutional misconduct in gang and non-gang offenders. Manuscript submitted for publication.

Dodge, K. A., Price, J. M., Bachorowski, J., & Newman, J. P. (1990). Hostile attributional biases in severely aggressive adolescents. *Journal of Abnormal Psychology, 99*, 385–392.

Dodge, K., & Schwartz, D. (1997). Social information processing mechanism in aggressive behavior. In D. Stoff, J. Breiling, & J. Maser (Eds.), *Handbook of antisocial behavior* (pp. 171–180). New York: Wiley & Sons.

Dolan, B., & Coid, J. (1993). *Psychopathic and antisocial personality disorders: Treatment and research issues*. London: Gaskell.

Doren, D. M. (1987). *Understanding and treating the psychopath*. New York: Wiley & Sons.

Doren, D. M. (2002). *Evaluating sex offenders: A manual for civil commitments and beyond*. New York: Sage Publications.

Dowden, C., & Andrews, D. A. (2000). Effective correctional treatment and violent reoffending. *Canadian Journal of Criminology, 42*, 449–467.

Dowden, C., Antonowicz, D. & Andrews, D.A. (2003). The effectiveness of relapse prevention with offenders: A meta-analysis. *International Journal of Offender Therapy and Comparative Criminology, 47*(5), 516–528.

Dowden, C., Blanchette, K., & Serin, R. C. (1999) *Anger management programming for federal male inmates: An effective intervention*. Research R–82. Ottawa, Canada: Correctional Service of Canada.

D'Silva, K., Duggan, C., & McCarthy, L. (2004). Does treatment really make psychopaths worse? A review of the evidence. *Journal of Personality Disorders, 18*, 163–177.

Dukes, R. L., Martinez, R. O., & Stein, J. A. (1997). Precursors and consequences of membership in youth gangs. *Youth and Society, 29*, 139–165.

Egan, G. (1990). *The skilled helper: A systematic approach to effective helping* (4th ed.). Belmont, CA: Wadsworth.

Ellickson, P., & Petersilia, J. (1983). *Implementing new ideas in criminal justice*. Santa Monica, CA: Rand Corporation.

Ellis, A. (1962). *Reason and emotion in psychotherapy*. Secaucus, NJ: Lyle Stewart.

Epstein, L. H., & Peterson, C. L. (1973). Control of undesired behavior by self-imposed contingencies. *Behavior Therapy, 4*, 91–95.

Evans, D. R., Hearn, M. T., & Saklofske, D. (1973). Anger, arousal, and systematic desensitization. *Psychological Reports, 32*, 625–626.

Feindler, E. L., & Ecton, R. (1986). *Adolescent anger and control: Cognitive-behavioral techniques*. New York: Pergamon Press.

Feindler, E. L., & Guttman, J. (1994). Cognitive-behavioral anger control training for groups of adolescents: A treatment manual. In C. W. LeCroy (Ed.), *Handbook of child and adolescent treatment manuals* (pp. 170–199). New York: Lexington Books.

Feindler, E. L., Ecton, R. B., Kingsley, D., & Dubey, D. R. (1986). Group anger-control training for institutionalized psychiatric male adolescents. *Behavior Therapy, 17*, 109–123.

Forth, A. E., & Burke, H. C. (1998). Psychopathy in adolescence: Assessment, violence, and developmental precursors. In D. J. Cooke, A. E. Forth, & R. D. Hare (Eds.), *Psychopathy: Theory, research, and implications for society* (pp. 205–229). Dordrecht, The Netherlands: Kluwer.

Forth, A. E., Kosson, D., & Hare, R. D. (2003). *The Hare Psychopathy Checklist: Youth Version*. Toronto, Canada: Multi-Health Systems.

文 献

Gadow, D., & McKibbon, J. (1984). Discipline and the institutionalized violent delinquent. In R. Mathias, P. DeMuro, & R. Allinson (Eds.), *Violent juvenile offenders: An anthology* (pp. 311–325). San Francisco: National Council on Crime and Delinquency.

Ge, X., Donnellan, M. B., & Wenk, E. (2001). The development of persistent criminal offending in males. *Criminal Justice and Behavior, 28,* 731–755.

Gendreau, P. (1996). The principles of effective intervention with offenders. In A. Harland (Ed.), *Choosing correctional options that work* (pp. 117–130). Thousand Oaks, CA: Sage Publications.

Gendreau, P., & Andrews, D. A. (1994). The correctional program assessment inventory (6th ed.). Saint John, Canada: University of New Brunswick.

Gendreau, P., Goggin, C., & Fulton, B. (2000). Intensive supervision in probation and parole settings. In C. R. Hollin (Ed.), *Handbook of offender assessment and treatment* (pp. 195–204). Chichester, UK: Wiley & Sons.

Gendreau, P., Goggin, C., & Gray, G. (2000). *Case needs review: Employment domain.* Ottawa: Research report. No. R-90 2000. Correctional Services of Canada.

Gendreau, P., Goggin, C., & Law, M. (1997). Predicting prison misconducts. *Criminal Justice and Behavior, 24,* 414–431.

Gendreau, P., Goggin, C., & Paparozzi, M. A. (1996). Principles of effective assessment for community corrections. *Federal Probation, 60,* 64–70.

Gendreau, P., Little, T., & Goggin, C. (1996). A meta-analysis of the predictors of adult offender recidivism: What works! *Criminology, 34,* 575–607.

Gibbs, J., Arnold, K., Ahlborn, H., & Cheesman, F. (1984). Facilitation of sociomoral reasoning in delinquents. *Journal of Consulting and Clinical Psychology, 52,* 37–45.

Girard, L., & Wormith, J. S. (2004). The predictive validity of the Level of Service Inventory–Ontario Revision on general and violent recidivism among various offender groups. *Criminal Justice and Behavior, 31,* 150–181.

Goldstein, A. H. (1981). *Psychological skill training.* New York: Pergamon Press.

Goldstein, A. H. (1986). Psychological skill training and the aggressive adolescent. In S. P. Apter & A. P. Goldstein (Eds.), *Youth violence: Programs and prospects* (pp. 89–119). Elmsford, NY: Pergamon Press.

Goldstein, A. O., & Keller, H. R. (1987). *Aggressive behavior: Assessment and intervention.* New York: Pergamon Press.

Gordon, A. E. Personal communication, February 20, 2004.

Gordon, A., & Wong, S. (2004). *Violence Reduction Program: Facilitator's Manual.* Unpublished manuscript.

Gordon, A., Wong, S., & Gu, D. (2002). *How well does PCL–R cutoff scores of 25 and 30 identify psychopaths?* Paper presented at the 63rd Canadian Psychological Association Annual Convention, Vancouver, Canada.

Gordon, A. E., Wong, S. C. P., Middleton, H., & Polvi, N. (2004). *The 3-Phase conceptualization of treatment delivery.* Manuscript in preparation.

Greencavage, L. M., & Norcross, J. C. (1990). What are the commonalities among the therapeutic factors? *Professional Psychology, 21,* 372–378.

Greenson, R. R. (1965). The working alliance and the transference neurosis. *Psychoanalytic Quarterly, 34,* 155–181.

Grenier, C. E., & Roundtree, G. A. (1987). Predicting recidivism among adjudicated delinquents: A model to identify high high-risk offenders. *Journal of Offender Counseling, Services, and Rehabilitation, 12,* 101–112.

Grosz, D. E., Lipschitz, D. S., Eldar, S., & Finkelstein, G. (1994). Correlates of violence risk in hospitalized adolescents. *Comprehensive Psychiatry, 35,* 296–300.

Guay, J. P., Ruscio, J., Hare, R. D., & Knight, R. A. (2004, October). *The latent structure of psychopathy: When more is simply more.* Society for Research in Psychopathy, St. Louis, MO.

Gully, K., Mitchell, C., Butter, C., & Harwood, R. (1990). Sex offenders: Identifying who can complete a residential treatment program. *Behavioral Sciences and the Law, 8,* 465–471.

Hanson, R. K., & Scott, H. (1996). Social networks of sexual offenders. *Psychology, Crime and Law, 2(4),* 249–258.

Hare, R. D. (1970). *Psychopathy: Theory and research.* New York: Wiley & Sons.

Hare, R. D. (1991). *The Hare Psychopathy Checklist–Revised.* Toronto, Canada: Multi-Health Systems.

Hare, R. D. (1992). *A model treatment program for offenders at high risk for violence.* Report submitted to the Research Branch, Communications and Corporate Development, Correctional Service of Canada, Ottawa, Ontario.

Hare, R. D. (1998a). Psychopathy, affect, and behavior. In D. J. Cooke, A. E. Forth, & R. D. Hare (Eds.), *Psychopathy: Theory, research, and implications for society* (pp. 105–137). Dordrecht, The Netherlands: Kluwer.

Hare, R. D. (1998b). *Without conscience: The disturbing world of the psychopaths among us.* New York: Guilford Press.

Hare, R. D. (1999). Psychopathy as a risk factor for violence. *Psychiatric Quarterly, 70,* 181–197.

Hare, R. D. (2003). *Hare Psychopathy Checklist–Revised* (2nd ed.). Toronto, Canada: Multi-Health Systems.

Hare, R. D., Clark, D., Grann, M., & Thornton, D. (2000). Psychopathy and the predictive validity of the PCL–R: An international perspective. *Behavioral Sciences and the Law, 18,* 623–645.

Hare, R. D., McPherson, L. E., & Forth, A. E. (1988). Male psychopaths and their criminal careers. *Journal of Consulting and Clinical Psychology, 56*, 710–714.

Hare, R. D., & Neumann, C. S. (in press-a). Structural models psychopathy. *Current Psychiatry Reports*.

Hare, R. D., & Neumann, C. S. (in press-b). The PCL–R assessment of psychopathy: Development, structural properties, and new directions. In C. J. Patrick (Ed.), *Handbook of Psychopathy*. New York: Guilford.

Harland, A. T. (Ed.). (1995). *Choosing correctional options that work: Defining the demand and evaluating the supply*. Thousand Oaks, CA: Sage Publications.

Harper, G. W., & Robinson, W. L. (1999). Pathways to risk among inner-city African-American adolescent females: The influence of gang membership. *American Journal of Community Psychology, 27*, 383–404.

Harpur, T. J., & Hare, R. D. (1994). The assessment of psychopathy as a function of age. *Journal of Abnormal Psychology, 103*, 604–609.

Harris, G. T., Rice, M. E., & Cormier, C. A. (1989). *Violent recidivism among psychopaths and nonpsychopaths treated in a therapeutic community*. Penetanguishene, Canada: Mental Health Center.

Harris, G. T., Rice, M. E., & Cormier, C. A. (1991). Psychopathy and violent recidivism. *Law and Human Behavior, 15*, 625–637.

Harris, G. T., Rice, M. E., & Quinsey, V. L. (1993). Violent recidivism of mentally disordered offenders: The development of a statistical prediction instrument. *Criminal Justice and Behavior, 20*, 315–335.

Harris, M. K. (1983). Strategies, values and the emerging generation of alternatives to incarceration. *New York University Review of Law and Social Change, 12*, 141–170.

Harris, P., & Smith, S. (1996). Developing community corrections: An implementation perspective. In A. T. Harland (Ed.), *Choosing correctional options that work: Defining the demand and evaluating the supply* (pp. 183–222). Thousand Oaks, CA: Sage Publications.

Hart, S. D., Cox, D., & Hare, R. D. (1995). *Manual for the Hare Psychopathy Checklist: Screening Version* (PCL:SV). Toronto, Canada: Multi-Health Systems.

Hart, S. D., & Hare, R. D. (1997). Psychopathy: Assessment, and association with criminal conduct. In D. M. Stoff, J. Breiling, & J. D. Maser (Eds.), *Handbook of antisocial behavior* (pp. 22–35). New York: Wiley & Sons.

Hazaleus, S. L., & Deffenbacher, J. L. (1986). Relaxation and cognitive treatments of anger. *Journal of Consulting and Clinical Psychology, 54*, 222–226.

Hemphill, J., & Hare, R.D. (2004). Some misconceptions about the PCL–R and risk assessment: A commentary on the "lesson in knowledge cumulation" proffered by Gendreau, Goggin, & Smith. *Criminal Justice and Behavior, 31*, 203–243.

Hemphill, J. F., Hare, R. D., & Wong, S. (1998). Psychopathy and recidivism: A review. *Legal and Criminological Psychology, 3*, 139–170.

Hemphill, J. F., Hart, S. D., & Hare, R. D. (1994). Psychopathy and substance use. *Journal of Personality Disorders, 8*, 169–180.

Hemphill, J. F., & Howell, A. J. (2000). Adolescent offenders and stages of change. *Psychological Assessment, 12*, 371–381.

Hemphill, J. F., Templeman, R., Wong, S., & Hare, R. D. (1998). Psychopathy and crime: Recidivism and criminal careers. In D. J. Cooke, A. E. Forth, & R. D. Hare (Eds.), *Psychopathy: Theory, research, and implications for society* (pp. 375–399). Dordrecht, The Netherlands: Kluwer.

Hervé, H. F., Hayes, P. J., & Hare, R. D. (2003). Psychopathy and sensitivity to the emotional polarity of metaphorical statements. *Personality and Individual Differences, 35*, 1497–1507.

Hill, C. D., Neumann, C. S., & Rogers, R. (2004). Confirmatory factor analysis of the Psychopathy Checklist: Screening Version in offenders with Axis I disorders. *Psychological Assessment, 16*, 90–95.

Hobson, J., Shine, J., & Roberts, R. (2000). How do psychopaths behave in a prison therapeutic community? *Psychology, Crime, and Law, 6*, 139–154.

Hoge, R., & Andrews, D. (1994). *The Youth Level of Service/Case Management Inventory and Manual*. Ottawa, Canada: Department of Psychology, Carleton University.

Hoge, R. D., Andrews, D. A., & Leschied, A. W. (1996). An investigation of risk and protective factors in a sample of youthful offenders. *Journal of Child Psychology and Psychiatry and Allied Disciplines, 37*, 419–424.

Hollin, C. R. (1995). The meaning and implications of "programme integrity." In J. McGuire (Ed.), *What works: Reducing reoffending, guidelines from research and practice* (pp. 195–208). Chichester, UK: Wiley & Sons.

Hollin, C. R., & Palmer, E. J. (2003). Level of Service Inventory–Revised profiles of violent and nonviolent prisoners. *Journal of Interpersonal Violence, 18*, 1075–1086.

Horton, A. M., & Johnson, C. H. (1977). The treatment of homicidal obsessive ruminations by thought-stopping and covert assertion. *Journal of Behavior Therapy and Experimental Psychiatry, 8*, 339–340.

Horvath, A. O., & Greenberg, L. S. (1989). Development and validation of the Working Alliance Inventory. *Journal of Counseling Psychology, 36*, 223–233.

Horvath, A. O., & Luborsky, L. (1993). The role of the therapeutic alliance in psychotherapy. *Journal of Consulting and Clinical Psychology, 61*, 561–573.

Horvath, A. O., & Symonds, B. D. (1991). Relation between working alliance and outcome in psychotherapy: A meta-analysis. *Journal of Counseling Psychology, 38*, 139–149.

Howells, K. (1989). Anger management methods in relation to the prevention of violent behaviour. In J. Archer & K. D. Browne (Eds.), *Human aggression: Naturalistic approaches* (pp. 153–181). London: Routledge.

Intrator, J., Hare, R., Strizke, P., Brichtswein, K., Dorfman, D., Harpur, T., et al. (1997). Brain imaging (SPECT) study of semantic and affective processing in psychopaths. *Biological Psychiatry, 42*, 96–103.

Izzo, R. L., & Ross, R. R. (1990). Meta-analysis of rehabilitation programmes for juvenile delinquents. *Criminal Justice and Behavior, 17*, 134–142.

Jesness, C. (1975). Comparative effectiveness of behavior modification and transactional analysis programs for delinquents. *Journal of Consulting and Clinical Psychology, 43*, 758–779.

Jesness, C. F., Allison, T. S., McCormick, P. M., Wedge, R. F., & Young, M. L. (1975). The Cooperative Behavior Demonstration Project: Submitted as the final report to the Office of Criminal Justice Planning (NCJ No. 19848). Sacramento, CA: California Youth Authority.

Katsiyannis, A., & Archwamety, T. (1997). Factors related to recidivism among delinquent youths in a state correctional facility. *Journal of Child and Family Studies, 6*, 43–55.

Kiehl, K. A., Hare, R. D., McDonald, J. J., & Brink, J. (1999). Semantic and affective processing in psychopaths: An event-related potential (ERP) study. *Psychophysiology, 36*, 765–774.

Kiehl, K. A., Smith, A. M., Hare, R. D., & Liddle, P. F. (2000). An event-related (ERP) potential investigation of response inhibition in schizophrenia and psychopathy. *Biological Psychiatry, 48*, 210–221.

Kiehl, K. A., Smith, A. M., Hare, R. D., Mendrek, A., Forster, B. B., Brink, J., et al. (2001). Limbic abnormalities in affective processing by criminal psychopaths as revealed by functional magnetic resonance imaging. *Biological Psychiatry, 50*, 677–684.

Kitchener, K. S. (1983). Cognition, metacognition, and epistemic cognition: A three-level model of cognitive processing. *Human Development, 26*, 222–232.

Klassen, D., & O'Connor, W. A. (1988). Crime, in-patient admissions and violence among male mental patients. *International Journal of Law and Psychiatry, 11*, 305–312.

Kolko, D. J., & Milan, M. A. (1983). Reframing and paradoxical instruction to overcome "resistance" in the treatment of delinquent youth: A multiple baseline analysis. *Journal of Consulting and Clinical Psychology, 51*, 655–660.

Krawczyk, S., Witte, T. D., Gordon, A., Wong, S., & Wormith, J. S. (2002, May). *Treatment attrition and institutional offending in violent offenders.* Poster presented at the Canadian Psychological Association's 63rd Annual Convention, Vancouver, Canada.

Lang, R., Holden, R., Langevin, R., Pugh, G., & Wu, R. (1987). Personality and criminality in violent offenders. *Journal of Interpersonal Violence, 2*, 179–195.

Larson, J. (1980). *Why government programs fail: Improving policy implementation.* New York: Praeger.

Laws, D. R. (Ed.) (1989). *Relapse prevention with sex offenders.* New York: Guilford Press.

Linehan, M. M., Armstrong, H. E., Suarez, A., Allmon, D., & Heard, H. L. (1991). Cognitive-behavioral treatment of chronically parasuicidal borderline patients. *Archives of General Psychiatry, 48*, 1060–1064.

Lipsey, M. W. (1992a). The effect of treatment on juvenile delinquents: Results from meta-analysis. In F. Loesel, D. Bender, & T. Bliesener (Eds.), *Psychology and law: International perspectives* (pp. 131–143). Berlin, NY: Walter de Gruyter.

Lipsey, M. W. (1992b). Juvenile delinquency treatment: A meta-analytic inquiry into the variability of effects. In T. D. Cook, H. Cooper, D. S. Cordray, H. Hartmann, L. V. Hedges, R. J. Light, et al. (Eds.), *Metal-analysis for explanation: A casebook* (pp. 83–127). New York: Russell Sage Foundation.

Lipsey, M. W. (1995). What do we learn from 400 research studies on the effectiveness of treatment with juvenile delinquents? In J. McGuire (Ed.), *What works? Reducing reoffending, guidelines from research and practice* (pp. 63–78). Chichester, UK: Wiley & Sons.

Lipsey, M. W., & Wilson, D. B. (1998). Effective intervention for serious juvenile offenders: A synthesis of research. In R. Loeber & D. P. Farrington (Eds.), *Serious and violent juvenile offenders: Risk factors and successful interventions* (pp. 313–345). Thousand Oaks, CA: Sage Publications.

Looman, J., Abracen, J., Serin, R., & Marquis, P. (in press). Psychopathy, treatment change and recidivism in high risk high need sexual offenders. *Journal of Interpersonal Violence.*

Lösel, F. (1995). The efficacy of correctional treatment: A review and synthesis of meta-evaluations. In J. McGuire (Ed.), *What works? Reducing reoffending, guidelines from research and practice* (pp. 79–111). Chichester, UK: Wiley & Sons.

Lösel, F. (1998). Treatment and management of psychopaths. In D. J. Cooke, A. E. Forth, & R. D. Hare (Eds.), *Psychopathy: Theory, research, and implications for society* (pp. 303–354). Dordrecht, The Netherlands: Kluwer.

Loza, W., & Simourd, D. (1994). Psychometric evaluation of the Level of Supervision Inventory among male Canadian federal offenders. *Criminal Justice and Behavior, 21*, 468–480.

Lyons, L. C., & Woods, P. J. (1991). The efficacy of rational emotive therapy: A quantitative review of the outcome research. *Clinical Psychology Review, 11*(4), 357–369.

Marlatt, G. A. (Ed.). (1998). *Harm reduction: Pragmatic strategies for managing high-risk behaviors.* New York: Guilford Press.

Marlatt, G. A., & Gordon, J. R. (Eds.) (1985). *Relapse prevention: Maintenance strategies in the treatment of addictive behaviors.* New York: Guilford Press.

McConnaughy, E. A., Prochaska, J. O., & Velicer, W. F. (1983). Stages of change in psychotherapy: Measurement and sample profiles. *Psychotherapy: Theory, Research and Practice, 20*, 368–375.

McCord, W., & McCord, J. (1964). *The psychopath: An essay on the criminal mind.* Princeton, NJ: Van Nostrand.

McGuire, J. (Ed.). (1995). *What works: Reducing reoffending, guidelines from research and practice.* Chichester, UK: Wiley & Sons.

McGuire, J., & Priestley, P. (1995). Reviewing 'what works:' Past, present and future. In J. McGuire (Ed.), *What works: Reducing reoffending, guidelines from research and practice* (pp. 3–34). Chichester, UK: Wiley & Sons.

McKenzie, K. A., Witte, T. D., Beyko, M. J., Wong, S., Olver, M., & Wormith, J. S. (2002, May). *Predictors of attrition in a sex offender program.* Poster session presented at the Canadian Psychological Association's 63rd Annual Convention, Vancouver, Canada.

McMurray, H. L. (1993). High risk parolees in transition from institution to community life. *Journal of Offender Rehabilitation, 9*, 145–161.

McWilliams, L., & Wong, S. (1997). *Attitude examination group manual.* Saskatoon, Canada.: Regional Psychiatric Centre.

Meichenbaum, D. (1977). *Cognitive-behavior modification: An integrated approach.* New York: Plenum Press.

Meichenbaum, D. (1985). *Stress inoculation training.* New York: Pergamon Press.

Menzies, R., & Webster, C. D. (1995). Construction and validation of risk assessments in a six-year follow-up of forensic patients: A tridimensional analysis. *Journal of Consulting and Clinical Psychology, 63*, 766–778.

Miller, W., & Rollnick, S. (1991). *Motivational interviewing: Preparing people to change addictive behavior.* New York: Guilford Press.

Mitchell, J. T., & Everly, G. S. (1993). *Critical incident stress debriefing: An operations manual for the prevention of trauma among emergency service and disaster workers.* Baltimore, MD: Chevron Publishing.

Moon, J. R., & Eisler, R. M. (1983). Anger control: An experimental comparison of three behavioral treatments. *Behavior Therapy, 14*, 493–505.

Murdoch, D., Pihl, R., & Ross, D. (1990). Alcohol and crimes of violence: Present issues. *International Journal of the Addictions, 25*, 1065–1081.

Newman, J. P. (1997). Conceptual models of the nervous system: Implications for antisocial behavior. In D. Stoff, J. Brieling, & J. Maser (Eds.), *Handbook of Antisocial Behavior* (pp. 324–335). New York: Wiley & Sons.

Newman, J. P. (1998). Psychopathic behavior: An information processing perspective. In D. J. Cooke, A. E. Forth, & R. D. Hare (Eds.), *Psychopathy: Theory, research, and implications for society* (pp. 81–104). Dordrecht, The Netherlands: Kluwer.

Newman, J. P., Schmitt, W. A., & Voss, W. D. (1997). The impact of motivationally neutral cues on psychopathic individuals: Assessing the generality of the response modulation hypothesis. *Journal of Abnormal Psychology, 106*, 563–575.

Newman, J. P., & Wallace, J. F. (1993). Psychopathy and cognition. In P. Kendall & K. Dobson (Eds.), *Psychopathology and cognition* (pp. 293–349). New York: Academic Press.

Niarhos, F. J., & Routh, D. K. (1992). The role of clinical assessment in the juvenile court: Predictors of juvenile dispositions and recidivism. *Journal of Clinical Child Psychology, 21*, 151–159.

Nicholaichuk, T., Gordon, A., Gu, D., & Wong, S. (2000). Outcome of an institutional sexual offender treatment program: A comparison between treated and matched untreated offenders. *Sexual Abuse, 12*, 139–153.

Novaco, R. W. (1975). *Anger control: The development and evaluation of an experimental treatment.* Lexington, MA: Lexington Books.

Novaco, R. W. (1994). Anger as a risk factor for violence among the mentally disordered. In J. Monahan & H. Steadman (Eds.), *Violence and mental disorder: Developments in risk assessment* (pp. 21–59). Chicago, IL: University of Chicago Press.

Ogloff, J., Wong, S., & Greenwood, A. (1990). Treating criminal psychopaths in a therapeutic community program. *Behavioral Sciences and the Law, 8*, 181–190.

Orlinsky, D. E., Grawe, K., & Parks, B. K. (1994). Process and outcome in psychotherapy. In A. E. Bergin, & S. L. Garfield (Eds.), *Handbook of psychotherapy and behavior change* (4th ed.) (pp. 270–276). New York: Wiley & Sons.

Palmer, T. (1965). Types of treaters and types of juvenile offenders. *Youth Quarterly, 18*, 14–23.

Palmer, T. (1975). Martinson revisited. *Journal of Research in Crime and Delinquency, 12*, 133–152.

Palmer, T. (1992). *The re-emergence of correctional intervention.* Newbury Park, CA: Sage Publications.

Palmer, T. (1996). Programmatic and nonprogrammatic aspects of successful intervention. In A. T. Harland (Ed.), *Choosing correctional options that work: Defining the demand and evaluating the supply* (pp. 131–182). Thousands Oaks, CA: Sage Publications.

Patrick, C. J. (1994). Emotion and psychopathy: Startling new insights. *Psychophysiology, 31*, 319–330.

Patrick, C. J., & Zempolich, K. A. (1998). Emotion and aggression in the psychopathic personality. *Aggression and Violent Behavior, 3*, 303–338.

Petersilia, J. (1990). Conditions that permit intensive supervision programs to survive. *Crime and Delinquency, 36*, 126–145.

Prochaska, J. O., & DiClemente, C. C. (1986). Toward a comprehensive model of change. In W. R. Miller, & N. Heather (Eds.), *Treating addictive behaviours: Processes of change* (pp. 2–37). New York: Plenum Press.

Prochaska, J. O., DiClemente, C. C., & Norcross, J. C. (1992). In search of how people change: Applications to addictive behaviors. *American Psychologist, 47*, 1102–1114.

Quinsey, V. L., Coleman, G., Jones, B., & Altrows, I. F. (1997). Proximal antecedents of eloping and reoffending among supervised mentally disordered offenders. *Journal of Interpersonal Violence, 12*, 791–813.

Rice, M. E., & Harris, G. T. (1995). Psychopathy, schizophrenia, alcohol abuse, and violent recidivism. *International Journal of Law and Psychiatry, 18*, 333–342.

Rice, M. E., & Harris, G. T. (1996). Predicting the recidivism of mentally disordered firesetters. *Journal of Interpersonal Violence, 11*, 364–375.

Rice, M. E., Harris, G. T., & Cormier, C. A. (1989). *An evaluation of a maximum security therapeutic community for psychopathic and nonpsychopathic mentally disordered offenders*. Penetanguishene, Canada: Mental Health Centre.

Rice, M. E., Harris, G. T., & Cormier, C. A. (1992). An evaluation of a maximum security therapeutic community for psychopaths and other mentally disordered offenders. *Law and Human Behavior, 16*, 399–412.

Richards, H. J. (1999). The heuristic system: Precision and creativity in addiction treatment. *Journal of Substance Abuse Treatment, 17*, 269–291.

Richards, H. J., Casey, J. O., & Lucente, S. W. (2003). Psychopathy and treatment response in incarcerated female substance abusers. *Criminal Justice and Behavior, 30*, 251–267.

Rimm, D. C., deGroot, J. C., Boord, P., Heiman, J., & Dillow, P. V. (1971). Systematic desensitization of an anger response. *Behavior Research and Therapy, 9*, 273–280.

Rosenkoetter, L. J., Landman, S., & Mazak, S. G. (1986). Use of moral discussion as an intervention with delinquents. *Psychological Reports, 46*, 91–94.

Ross, R. R., & McKay, H. B. (1976). A study of institutional treatment programs. *International Journal of Offender Therapy and Comparative Criminology, 20*, 165–173.

Ross, R. R., Fabiano, E. A., & Diemer-Ewles, C. D. (1988). Reasoning and rehabilitation. *International Journal of Therapy and Comparative Criminology, 32*, 29–35.

Ross, R. R., Fabiano, E. A., & Ross, R. D. (1988). *Reasoning and rehabilitation: A handbook for teaching cognitive skills*. Ottawa, Canada: Cognitive Centre.

Salekin, R. T. (2002). Psychopathy and therapeutic pessimism: Clinical lore or clinical reality? *Clinical Psychopathy Review, 22*, 79–112.

Salekin, R. T., Rogers, R., & Sewell, K. (1996). A review and meta-analysis of the Psychopathy Checklist and Psychopathy Checklist–Revised: Predictive validity of dangerousness. *Clinical Psychology: Science and Practice, 3*, 203–215.

Schneider, F., Habel, U., Kessler, C., Posse, S., Grodd, W., & Müller-Gärtner, H. (2000). Functional imaging of conditioned aversive emotional responses in antisocial personality disorder. *Neuropsychobiology, 42*, 192–201.

Selby, M. J. (1984). Assessment of violence potential using measures of anger, hostility, and social desirability. *Journal of Personality Assessment, 48*, 531–544.

Serin, R. C., & Amos, N. L. (1995). The role of psychopathy in the assessment of dangerousness. *International Journal of Law and Psychiatry, 18*, 231–238.

Serin, R. C., & Kuriychuk, M. (1994). Social and cognitive processing deficits in violent offenders: Implications for treatment. *International Journal of Law and Psychiatry, 17*, 431–441.

Seto, M. C., & Barbaree, H. E. (1999). Psychopathy, treatment behavior, and sex offender recidivism. *Journal of Interpersonal Violence, 14*, 1235–1248.

Seto, M. C., & Barbaree, H. E. (in press). Psychopathy, treatment behavior, and recidivism: An extended follow-up of Seto and Barbaree (1999). *Journal of Interpersonal Violence*.

Shure, M. B., & Spivack, G. (1980). Interpersonal problem solving as a mediator of behavioral adjustment in preschool and kindergarten children. *Journal of Applied Developmental Psychology, 1*, 29–44.

Shure, M. B., Spivack, G., & Platt, J. J. (1976). *The problem solving approach to adjustment: A guide to research and intervention*. San Francisco, CA: Jossey-Bass.

Siegel, J. (1986). The multidimensional anger inventory. *Journal of Personality and Social Psychology, 51*, 191–200.

Simourd, D. J. (1997). The Criminal Sentiments Scale–Modified and Pride in Delinquency Scale: Psychometric properties and construct validity of two measures of criminal attitudes. *Criminal Justice and Behavior, 24*(1), 52–70.

Simourd, D. J., & Hoge, R. D. (2000). Criminal psychopathy: A risk-and-need perspective. *Criminal Justice and Behavior, 27*, 256–272.

Simourd, D. J., & Olver, M. E. (2002). The future of criminal attitudes research and practice. *Criminal Justice and Behavior, 29*, 427–446.

Skeem, J. L., Monahan, J., & Mulvey, E. P. (2002). Psychopathy, treatment involvement, and subsequent violence among civil psychiatric patients. *Law and Human Behavior, 26*, 577–603.

Slaby, R. G., & Guerra, N. G. (1988). Cognitive mediators of aggression in adolescent offenders: 1. Assessment. *Developmental Psychology, 24*, 580–588.

Snyder, J. J., & White, M. J. (1979). The use of cognitive self-instruction in the treatment of behaviourally disturbed adolescents. *Behavior Therapy, 10*, 227–235.

Steadman, H. J., Silver, E., Monahan, J. Appelbaum, P. S., Robbins, P. C., Mulvey, E. P., et al. (2000). A classification tree approach to the development of actuarial violence risk assessment tools. *Law and Human Behavior, 24*, 83–100.

Stermac, L. E. (1987). Anger control treatment for forensic patients. *Journal of Interpersonal Violence, 1*, 446–457.

Stewart, L., & Rowe, R. (2001). Problems of self-regulation among adult offenders. *Compendium 2000 on Effective Correctional Programming, 1*, 113–121. Ottawa, Canada: Ministry of Supply and Services.

Strand, S., Belfrage, H., Fransson, G., & Levander, S. (1999). Clinical and risk management factors in risk prediction of mentally disordered offenders: More important than historical data? A retrospective study of 40 mentally disordered offenders assessed with the HCR-20 violence risk assessment scheme. *Legal and Criminological Psychology, 4*, 67–76.

Suedfeld, P., & Landon, P. B. (1978). Approaches to treatment. In R. D. Hare & D. Schalling (Eds.), *Psychopathic behavior: Approaches to research* (pp. 347–376). Chichester, UK: Wiley & Sons.

Tafrate, R. (1995). Evaluation of treatment strategies for adult anger disorders. In H. Kassinove (Ed.), *Anger disorders: Definition, diagnosis, and treatment* (pp. 109–129). Washington: Taylor and Francis.

Temple, N. (1996). Transference and countertransference: General and forensic aspects. In C. Cordess & M. Cox (Eds.), *Forensic psychotherapy: Crime, psychodynamics and the offender patient* (pp. 23–39). London: Jessica Kingsley.

Templeman, T. L., & Wollersheim, J. P. (1979). A cognitive behavioral approach to the treatment of psychopathy. *Psychotherapy: Theory, Research, and Practice, 16*, 132–139.

Tengström, A., Grann, M., Långström, N., & Kullgren, G. (2000). Psychopathy (PCL–R) as a predictor of violent recidivism among criminal offenders with schizophrenia. *Law and Human Behavior, 24*, 45–58.

Tollett, C. L., & Benda, B. B. (1999). Predicting "survival" in the community among persistent and serious juvenile offenders: A 12-month follow-up study. *Journal of Offender Rehabilitation, 28*, 49–76.

Truax, C. B., & Carkhuff, R. R. (1967). *Toward effective counseling and therapy*. Chicago, IL: Aldine.

Tucker, W. (1999). The "mad" vs. the "bad" revisited: Managing predatory behavior. *Psychiatric Quarterly, 70*, 221–230.

van Dieten, M., Graham, I. J., & Walker, L. (1996). *Counterpoint: A program for attitude and behaviour change*. Unpublished paper from the John Howard Society of Ottawa-Carleton.

Ventura, L. A., Cassel, C. A., Jacoby, J. E., & Huang, B. (1998). Case management and recidivism of mentally ill persons released from jail. *Psychiatric Services, 49*, 1330–1337.

Villeneueve, D. B., & Quinsey, V. L. (1995). Predictors of general and violent recidivism among mentally disordered inmates. *Criminal Justice and Behavior, 22*, 397–410.

Vitacco, M. J., Neumann, C. S., & Jackson, R. (in press). Testing a four-factor model of psychopathy and its association with ethnicity, gender, intelligence, and violence. *Journal of Consulting and Clinical Psychology*.

Vitacco, M. J., Rogers, R., Neumann, C. S., Harrison, K., & Vincent, G. (in press). A comparison of factor models on the PCL–R with mentally disordered offenders. The development of a four-factor model. *Criminal Justice and Behavior*.

Von Engelhard, D. (1975). Offender therapy in Heidelberg (Germany). *International Journal of Offender Therapy and Comparative Criminology, 19*, 64–66.

Vorrath, H., & Brendtro, L. (1985). *Positive peer culture*. New York: Aldine Publishing.

Waldram, J. B., & Wong, S. (1994). Group therapy of Aboriginal offenders in a Canadian forensic psychiatric facility. *American Indian and Alaska Native Mental Health Research, 6*, 34–56.

Wang, E. W., & Diamond, P. M. (1999). Empirically identifying factors related to violence risk in corrections. *Behavioral Sciences and the Law, 17*, 377–389.

Warren, R., & Kurlychek, R. T. (1981). Treatment of maladaptive anger and aggression: Catharsis vs. behavior therapy. *Corrective and Social Psychiatry and Journal of Behavior Technology, Methods and Therapy, 27*, 135–139.

Webster, C. D., Douglas, K. S., Eaves, D., & Hart, S. D. (1997a). Assessing risk of violence to others. In C. D. Webster & M. A. Jackson (Eds.), *Impulsivity: Theory, assessment, and treatment* (pp. 251–277). New York: Guilford Press.

Webster, C. D., Douglas, K. S., Eaves, D., & Hart, S. D. (1997b). *The HCR-20: Assessing risk for violence (version 2)*. Vancouver, BC: Mental Health, Law, and Policy Institute, Simon Fraser University.

Weingardt, K. R., & Marlatt, G. A. (1998). Harm reduction and public policy. In G. A. Marlatt (Ed.), *Harm reduction: Pragmatic strategies for managing high-risk behaviors* (pp. 353–378). New York: Guilford Press.

Welsh, W. N., & Gordon, A. (1991). Cognitive mediators of aggression: Test of a causal model. *Criminal Justice and Behavior, 18*, 125–145.

Whiteman, M., Fanshel, D., & Grundy, J. (1987). Cognitive-behavioral interventions aimed at anger of parents at risk of child abuse. *Social Work, 32*, 469–474.

Williamson, S. E., Harpur, T. J., & Hare, R. D. (1991). Abnormal processing of affective words by psychopaths. *Psychophysiology, 28*, 260–273.

Witte, T. D., Di Placido, C., Gu, D., & Wong, S.C.P.(2006). An investigation of the validity and reliability of the Criminal Sentiments Scale in a sample of treated sex offenders. *Sexual Abuse, 18 (3)*, 249–258.

Witte, T., Gu, D., Nicholaichuk, T., & Wong, S. (2001, June). Working Alliance Inventory (WAI): Prediction in a forensic psychiatric hospital. Poster presented at the 62nd Annual Convention of the Canadian Psychological Association, Sainte-Foy, QC.

Wolfram, W., & Fasold, R. W. (1997). Field methods in the study of social dialects. In N. Coupland & A. Jaworski (Eds.), *Sociolinguistics: A reader* (pp. 89–116). New York: Macmillan.

Wong, S. (1984). *Criminal and institutional behaviors of psychopaths*. Programs Branch User Report. Ottawa, ON: Secretariat, Ministry of the Solicitor General of Canada.

Wong, S. (2000). Treatment of criminal psychopaths. In S. Hodgins & R. Muller-Isberner (Eds.), *Violence, crime and mentally disordered offenders: Concepts and methods for effective treatment and prevention* (pp. 81–106). London: John Wiley & Sons.

Wong, S. C. P., & Burt, G. (in press). The heterogeneity of incarcerated psychopaths: Differences in risk, need, recidivism and management approaches. In Hervé, H. F., & Yuille, J. (Eds.), *Psychopathy: Theory, research, and implication for society*. Lawrence Erlbaum Associates

Wong, S. C. P., & Gordon, A. (2001). The Violence Risk Scale. *Forensic Update, 67,* 19–23.

Wong, S., & Gordon, A. (in press). A risk-readiness model of post-treatment risk management, In L. Jones & G. MacPherson (Eds.), *Issues in Forensic Psychology*. Leicester, UK: British Psychological Society.

Wong, S. & Gordon, A. (2004a). *Violence Reduction Program: Program Management Manual*. Unpublished manuscript.

Wong, S. & Gordon, A. (2004b). *Violence Reduction Program: Participant's Workbook*. Unpublished manuscript.

Wong, S., & Gordon, A. (2004c). *Violence Risk Scale Manual*. Unpublished manuscript.

Wong, S., Leis, T., Middleton, H., & Mela, M. (2001, April). *The effective management of correctional treatment programs in a maximum-security forensic psychiatric facility*. Paper presented at the 1st Annual Conference of the International Association of Forensic Mental Health Services, Vancouver, Canada.

Woodworth, M., & Porter, S. (2002). In cold blood: Characteristics of criminal homicides as a function of psychopathy. *Journal of Abnormal Psychology, 111,* 436–445.

Wormith, J. S. (1984). Attitude and behavior change of correctional clientele: A three three-year follow-up. *Criminology, 22,* 595–618.

Zamble, E., & Quinsey, V. L. (1997). *The criminal recidivism process*. Cambridge, UK: Cambridge University Press.

索引

ア
あいまいな社会的信号　26
アルコール乱用　57

イ
怒りの評定指標　55
怒りと情動管理プログラム　24, 56
維持期　70, 73, 75
威力　91

ウ
運用上および臨床的機能の統合　86
運用と臨床の衝突　93

カ
外的状況　28
ガイドラインの柔軟性　78
ガイドラインの目的　5, 16
介入
　記号化　26
　機能的でない態度・行動　53
　健全さ　113
　行動の責任をとれないこと　57
　行動反応　29
　社会信号の解釈　26
　社会親和的生活スキル　61
　地域社会における反社会的仲間，ネットワーク，サブカルチャー　63
　反社会的態度の社会支援と仲間支援　51
　反応アクセスと構築　28
　反応評価と決定　28
　物質乱用　59
　目標選択　27
開放式プログラム　82
鏡をのぞいてみる　75
家族とのきずな　63
合併症状の治療処遇　38
過渡的空間　87
カナダ矯正施設内ボランティア（CAVIC）

プログラム　22
可変性の犯罪生成因子　10
過保護　105
仮釈放時の監視　101
患者主体　7
感情
　サイコパスとのきずな　80
　修正　23
　単語の重要性　26
　反応の異常　67
　反応の欠損　67
感情移入トレーニング　24
感情面の生物学的欠損　27
監督レベル尺度：青少年版（LSI-YO）　49
管理
　構造と実践　93
　職員　101
　処罰　107
　プログラム　12
管理モデルの選定　94

キ
記号化　25
きずな
　サイコパスとの　80
　利用　80
機能的でない
　情動　54
　態度・行動　51
逆転移　85, 104
教育面の向上　61
境界性パーソナリティ障害　38
境界線
　職業上　104
　侵犯の検出と早期指摘　106
　侵犯への対処　105
　問題　103
業務契約　102

ケ

経済面の問題と再犯　60
継続管理　100
系統的脱感作　56
結果的思考　29
結果の評価　98
決定プロセス　43
権限　91
健全さ
　職員　106
　治療処遇プログラム　94

コ

効果のあること　113
効果のない介入のターゲット　8
効果的矯正処遇　3
効果のある矯正治療処遇プログラム　11
攻撃の正当化　35
拘束ショック療法　22
行動
　反社会的　49
　了解　78
行動の責任をとれないこと　57
行動反応　29
後発標識　31, 97
個人の苦悩の指標　35
古典的精神療法　23
好ましくない行動を抑えること　107
雇用条件にかなったスキルの欠如　60

サ

サービス／事例管理項目調査票（LS／CMI）　37
サービスレベル調査票（LSI）　57
サービスレベル調査票：オンタリオ版（LSI-OR）　52
サイクルを破る　77
サイコパシー
　概念　16
　変わろうという欲求の欠如　41
　感情　17
　行動の分析　24
　行動を理屈で説明すること　24
　社会的逸脱　17
　情動的重要性　26

情動の演じる役割　24
大脳領域　18
治療処遇の専門委員団　4
治療処遇のためのモデル　9
詐欺師　34
非指示的アプローチ　22
目標の社会的許容　77
サイコパス
　嘘や欺瞞　40
　合併　38
　操作　106
　道徳　17
　評価　6
再発防止計画　30
再発を防止する　79
再発防止アプローチ　29
再犯リスク要因
　治療処遇進歩の予測　32
　犯罪者とケースワーカーの好感度　103
　犯罪者仲間　49
作業同盟　23, 39, 103, 104
作業同盟調査票（WAI）　39
作業の配分のしなおし　99
作業倫理　60
3相型治療処遇の伝達モデル　74-81

シ

自己監視　29
自己コントロールトレーニング　54
仕事仲間からの孤立　106
仕事のローテーション　107
施設内
　違法行為　52
　統括　93
施設によるプログラムへの責任　111
自然減　34
実行期　70, 73, 75
実行の成功　109
実習訓練期間　102
シフト交代　99
社会学習法　21
社会化された快楽主義アプローチ　76
社会情報処理モデル　24
社会信号　25, 26
社会親和的　8, 61, 79, 89

125

社会-対人関係スキルトレーニング　54
社会的逸脱因子　6
集団結束力　89
収容者の上下関係　87, 88
収容者のチャレンジ　87
熟考期　72, 75
準備期　70, 72, 75
状況の手がかりの無視　42
上首尾のプログラム　109
情動コントロールの欠如　54
情報処理の欠陥　42
諸機関での調整　100
職員　31, 40, 41, 83, 90, 98, 101, 102, 104, 105, 107
職業上の境界線　104
職業面の向上　61
職業療法　61
職種間チーム　95
処罰　22, 48, 107
神経画像研究　18
人種　47
身体標識　20
身体への攻撃　108

ス
スキルと戦略　43
スキルトレーニング療法　56

セ
生活準備　85
青少年犯罪者　5
精神科患者とPCL-Rの妥当性　33
生存分析　99
性的暴力の略奪者（SVP）　4
静的リスク因子　36
性犯罪者　50, 83
生物心理社会的障害　16
性別　47
先行標識とプログラムの監視　97
先住民　47
前熟考期　71, 75
専門家の同一性　95

タ
対照群　98

対人関係スキルトレーニング　54
対人面／感情面　6
代替行動の利用可能性　108
態度検討モジュール　53
対費用効果　71
タイムアウト　78, 83
多次元怒り目録（MAI）　55
多職種チーム　94
多成分療法　56
脱落　34, 71, 84, 85
他の収容者からの隔離　87

チ
地域社会
　支援者　79
　きずな　63
地域社会支援集団　64
長期追跡　32
超理論的変化モデル（TM）　59, 67, 68, 69
調和モデル　13
治療回数　3
治療者の肯定　40
治療者の報告　98
治療処遇
　課題　39
　期間　81
　規則　84
　境界線の尊重　104
　結果の評価　9, 31
　効果のないターゲット　8
　効果の維持　99
　高リスク犯罪者　33
　――後のリスク管理　100
　個人差　82
　サイコパスにとって効果がない――　4, 7
　作業同盟　39
　時間　81
　弱点　106
　情報の共有　106
　進歩の測定　69
　青少年　5
　チーム　105
　抵抗の克服　76
　適切さ　12

伝達の構築　*74*
　　犯罪者によるコントロール　*91*
　　犯罪者の数と比率　*83*
　　プログラムからの解放　*82*
　　プログラムのための文書資料　*97*
　　プログラムの統一性　*12, 93*
　　プログラムへの新参者　*82*
　　文化のガイドライン　*87*
　　妨害行動への反応　*104*
　　包括性　*37*
　　方向づけ　*75*
　　暴力行為を伴う犯罪者　*19*
　　目的　*5, 16*
　　目標　*39, 45*
　　有効な矯正治療の原則　*4*
　　容易さ　*41, 67*
　　用語　*18*

テ
抵抗を克服する　*76*
低リスク犯罪者　*33*
適切な運動スキルと言語スキル　*29*
転移　*23*
伝達　*10, 11, 47*

ト
統括構造　*94*
動機　*75, 110*
動機づけ面接　*71, 76*
統合失調症　*33*
統率者　*110*
動的反社会性　*52*
動的リスク因子　*35*
道徳
　　理論　*19*
　　モデル　*59*

ナ
内省の欠如　*71*
内的状況　*28*
仲間の支援　*49*
「何も効かない」論争　*9*

ニ
認識論的認知　*43*

認知　*20, 21, 47*
認知行動学的アプローチ　*21*
認知行動学的再発防止作業班　*37*

ネ
「ねずみ」のレッテル　*89*

ノ
ノバコ怒り尺度（NAS）　*54*

ハ
パーソナリティ特性　*16*
暴露と犯行サイクル集団　*53*
発表集団　*76*
犯行サイクル　*30, 53, 57, 77*
犯行サイクルの個人化　*31*
犯罪行為モデル　*49*
犯罪者
　　シード　*82*
　　進歩　*31*
　　治療者との間のアタッチメント　*39*
　　仲間　*61*
　　仲間と再犯　*49*
　　――の好感　*103*
　　プログラムのコントロール　*91*
　　読み書きレベル　*47*
犯罪者感情尺度　*52*
犯罪生成　*36*
犯罪歴プロフィール分析　*99*
反社会的仲間，ネットワーク，サブカルチャー　*61*
反社会的態度や行動の社会支援　*49*
犯罪生成的信条　*36*
反応アクセスと構築　*27*
反応性　*10, 28, 38, 41, 71*
反応調整仮説　*42*
反復分類ツリー　*55*

ヒ
PCL-R
　　因子　*6*
　　サイコパスの評価　*6*
　　得点と治療反応性　*2*
　　判別　*33*
非行の治療処遇のメタ分析　*21*

非指示的アプローチ　*22*
非常事態・ストレスマネージメントチーム　*107*
評価
　結果　*97*
　反応　*28*
　犯罪者の進歩　*31*

フ
不快感　*55*
物質使用の疾病モデル　*59*
物質乱用　*57, 78*
プラスの
　強化戦略　*21*
　治療処遇文化　*87*
　仲間集団のプレッシャー　*89*
　結びつき　*39*
フロイト派の精神力動アプローチ　*22*
プログラム
　改善のための提案　*98*
　環境との適合　*12*
　監視　*97*
　管理者　*101*
　管理構造と実践　*93*
　管理モデル　*95*
　期間　*81*
　考案者　*101*
　構造　*84*
　実行　*109*
　所有者　*103*
　統一性　*93*
　認定　*97*
　利用できる供給源　*111*
　レビュー　*96*
プロスペクティブ研究　*7*
文化的特性の考慮　*47*

ヘ
閉鎖式プログラム　*82*
変化段階尺度（SOCS）　*68*
変化の概念化　*67*
変化の普遍化　*73*
弁証法的行動療法（DBT）　*38, 78*

ホ
報告書の質の管理　*96*
暴力行為
　アルコールあるいは薬物乱用　*58*
　怒りと敵意　*54*
　近親者　*49*
　減少　*16*
　拘束する原因　*113*
　失業・無職　*60*
　修正　*23*
　地域社会支援の欠如　*62*
　治療処遇　*7*
　犯罪者的・反社会的態度　*52*
　目標選択　*27*
　リスクを減らす　*43*
暴力行為リスク尺度（VRS）　*37, 69*
暴力行為を伴うサイコパシーの治療処遇　*14*
暴力行為を伴う再犯と婚姻歴　*62*
暴力団と暴力行為　*50*
保秘の限界　*107*
ホワイトカラー犯罪　*34*

マ
マイナスの仲間集団のプレッシャー　*89*
末端の指標　*31*
マトリックス管理モデル　*94*
マニトバ・リスク要求尺度（MRNS）　*49*

ミ
密告者のレッテル　*89*

メ
明白な行動の変化　*72*
メタ分析
　治療処遇研究　*3*
　非行に対する治療処遇　*21*
メタ認知　*44, 53*

モ
目標指向的行動　*42*
目標
　選択　*27*
　治療処遇　*39*
　プログラムと組織の調整　*111*

明確な表現と実行　*110, 111*
問題を素材とする学習アプローチ　*48*

ユ
有害性縮小モデル　*59*

ヨ
要求　*10, 35*
要求原則の自然の結果　*36*
幼児虐待被害者　*64*
4大共変量　*49*

ラ
来談者中心型アプローチ　*22*

リ
リスク
　減少　*36*
　減少の測定　*69*
　自己評価を築く　*36*
　定義　*10*
　特性　*32*
　評定　*37*
リスク−要求−反応性原則　*4, 10*
リラックスを基本とした治療法　*56*
臨床
　運用との衝突　*93*
　運用との機能の統合　*86*
　隔離要求の必要　*87*
　境界線侵犯の管理　*106*

スキルの必要性　*102*

レ
歴史的・臨床的・リスク-20（HCR-20）　*37*
レクリエーション療法　*61*
レトロスペクティブ研究　*7*

ロ
ロジスティック回帰分析　*99*
ロジャーズ派の非指示的アプローチ　*22*

アルファベット順
Buss–Durkee Hostility Inventory　*54*
CAVIC program　*22*
DBT　*38, 78*
HCR-20　*37*
LS/CMI　*37*
LSI　*57*
LSI-OR　*52*
LSI-YO　*49*
MAI　*55*
MRNS　*49*
NAS　*54*
SOCS　*68*
SVP　*4*
TM　*67*
VRS　*37, 69*
WAI　*39*

訳者略歴

西村　由貴（にしむら・ゆき）
1993年，筑波大学医学研究科博士課程修了。医学博士。国立精神・神経センター精神保健研究所研究員，警察庁科学警察研究所防犯少年部主任研究官などを経て，現在，慶應義塾大学保健管理センター講師。著書に『うつ　家族はどうしたらよいか：兆候・治療・接し方・再発防止　迷い，悩んだとき』（池田書店，2003），共著に『ニート　ひきこもり／PTSD（外傷後ストレス障害）／ストーカー：心の病の現在1』，『DV（ドメスティックバイオレンス）／不安神経障害／パニック障害／児童虐待／親殺し：心の病の現在2』（新書館，2005），『刑法39条　なぜ精神障害者はゆるされるのか／少年犯罪／少年法／犯罪捜査　プロファイリング：心の病の現在4』（新書館，2006），「反社会性人格障害と犯罪」（小此木啓吾・深津千賀子・大野裕編『精神医学ハンドブック改訂版』創元社，2004）など，訳書にロバート・D・ヘア著『HARE PCL-R 第2版日本語版』，ジョン・ダグラス著『FBI心理分析官のプロファイリング：「動機」が怖いほど読める！』（三笠書房，2001），共訳書にメアリー・エドナ・ヘルファほか編『虐待された子ども』（坂井聖二監訳，明石書店，2003）などがある。

サイコパシー治療処遇プログラムのためのガイドライン

2008年8月15日　初版第1刷発行　　　　　　　　　　　　　　　［検印省略］

著　者	Stephen, C.P. Wong, Ph.D.
	Robert, D. Hare, Ph.D.
訳　者	西村由貴 M.D., Ph.D.
発行者	保坂健治
発行所	株式会社　金子書房

〒112-0012　東京都文京区大塚3-3-7
電話　03-3941-0111（代）
FAX　03-3941-0163
振替　0018-9-103376
URL　http://www.kanekoshobo.co.jp

印刷・藤原印刷株式会社／製本・宮製本所

©KANEKO SHOBO 2008
Printed in Japan
ISBN978-4-7608-2619-3　C3011